拍出
健康来

（第5版）

王洪利◎编

河南科学技术出版社

·郑州·

图书在版编目(CIP)数据

拍出健康来/王洪利编. —5版. —郑州：河南科学技术出版社，2021.2
ISBN 978-7-5725-0292-7

I.①拍… Ⅱ.①王… Ⅲ.①穴位按压疗法 Ⅳ.①R245.9

中国版本图书馆CIP数据核字（2021）第021064号

出版发行：河南科学技术出版社
　　　　　地址：郑州市郑东新区祥盛街27号　邮编：450016
　　　　　电话：（0371）65788613　65788628
　　　　　网址：www.hnstp.cn
策划编辑：马艳茹
责任编辑：王月慧　高　杨
责任校对：韩如月
封面设计：张　伟
版式设计：杨　柳
责任印制：朱　飞
印　　刷：河南省环发印务有限公司
经　　销：全国新华书店
开　　本：720 mm×1 020 mm　1/16　印张：6.25　字数：68千字
版　　次：2021年2月第5版　2021年2月第7次印刷
定　　价：19.80元

如发现印、装质量问题，影响阅读，请与出版社联系并调换。

正气存内，
邪不可干。
平安是福，
健康是财！

前言

《拍出健康来》已出版过4次，这本书推广的是经络拍打健身操，10余年来一直深受读者青睐，甚至还引起了外国友人的兴趣，传播到了国外。正是这套看似简单的拍打操，吸引了越来越多的人加入到习练的行列中来，长期坚持，获益匪浅，不仅增强了体质，减少了疾病，就连缠绵难愈的慢性病也得到了好转或康复。身体好了，生活质量提高了，幸福指数也就提高了。如今，拍打健身操已成为群众喜闻乐见的运动项目。为让更多热爱生命的人加入练习拍打健身操的行列，为让更多的练习者快速准确地掌握拍打健身操的练习方法，更是应广大练习者的迫切要求，现将此书再次进行了修订。

此次修订，不仅进一步精炼了内容，突出实用，增加了常用按摩手法和常见病拍打按摩处方，还将十节操动作的视频以二维码的形式分置于每节操动作详解的前面，让练习者通过扫码能够更直观、更精准、更方便、更连贯地掌握每一个动作的要领。最后，还附上了整套操视频的二维码，练习者通过扫码就能跟我一起操练！

健康是民族昌盛和国家富强的重要标志，也是广大人民群众的共同追求。习近平总书记提出："没有全民健康，就没有全面小康""每个人是自己健康第一责任人"。让我们一起响应习近平总书记的号召，积极行动起来，强身健体，去掉疾病，共同提高整个社会的健康水平，对自己的健康负起责任，不让自己的生活有遗憾；对自己的家庭负起责任，不给家庭添累赘；对社会负起责任，不给社会添负担！

在此，非常感谢河南科学技术出版社 10 余年来对本书的出版和传播所做的工作，也感谢郑州市健康教育协会 10 余年来不懈地推广，同时也感谢那些默默无闻不计报酬、积极推广的志愿者。

由于本人水平所限，书中不妥之处敬请读者批评指正。

王洪利

2020年9月

目录

第四章　常见病拍打按摩处方/52

附　自制按摩棒　/90

第一章
认识中医

一、什么是中医

中医是中华文明中极其光辉灿烂的一颗明珠。中医的起源很早。我国现存最早的中医经典著作《黄帝内经》，大约成书于先秦至汉朝时期，通篇是以黄帝与他老师岐伯的对话形式写成的，分为《素问》和《灵枢》两大部分，该书奠定了中医的理论基础。

中医的理论基础是阴阳五行学说，将人体看成是气、形、神的统一体。中医的基本特点是整体观念和辨证论治。中医的核心是"中正、平衡、和谐"。

中医认为人体是一个有机整体，是由若干脏腑、组织和器官所组成的。各个脏腑、组织和器官都有着各自不同的功能，决定了机体的整体统一性。同时中医认为人与自然具有统一性，自然界存在着人类赖以生存的必要条件，自然界的变化可直接或间接地影响人体，而机体则相应地产生反应，在功能上相互协调、相互为用，在病理上相互影响。正常情况下，人体内的五脏六腑、阴阳气血必须保持中正平衡，不偏不倚，不寒不热，不盛不衰，人体才能达到健康状态。

人患病，是由于各种致病因素作用于人体，导致体内脏腑组织与功能或人与大自然之间离开了中正平衡的状态，如脏腑功能的太过或不及、脏腑性质的偏寒或偏热、气血的偏虚或偏实、阴阳的偏盛或偏衰，使体内脏腑之间或人与大自然之间处于"失中不和"的状态。

中医治病，就是纠偏，即纠正脏腑功能的太过或不及、纠正脏腑性质的偏寒或偏热、纠正人体内阴阳的偏盛或偏衰、纠正机体气血的偏虚或偏实，以及调适人体与阴阳四时的和谐。正是由于人体各个组织、器官共处于一个统一体中，不论是在生理上还是在病理上都是互相联系、互相影响的，因此中医诊断疾病从不孤立地看待某一生理或病理现象，中医治疗也多从整体的角度来调理，而不是头痛医头、脚痛医脚；同时，人与自然界又是一个统一的整体，人的生命活动规律及疾病的发生等都与自然界的各种变化（如季节气候、地区方域、昼夜晨昏等）息息相关，人们所处的自然环境不同及人对自然环境的适应程度不同，其体质特征和发病规律亦有所区别，因此中医治疗多注重因时、因地、因人制宜，也非千篇一律。中医治疗的最终目的就是恢复人体至"中正、平衡、和谐"的"健康状态"或"正常状态"。

二、阴阳学说

阴阳，是中国古代哲学的基本范畴，是古人对自然现象长期观察并加以归纳、抽象的产物。阴阳最初的含义是表示阳光的向背，向日为阳，背日为阴；后来引申为气候的寒暖，方位的上下、左右、内外，运动状态的躁动和宁静等。因此，阴阳是对自然界相互关联的某些事物或现象对立双方的概括。"阴阳者，有名而无形"（《灵枢·阴阳系日月》）。

阴阳学说，是运用阴阳的对立统一关系来概括客观事物或现象，说明其运动变化规律的学说。阴阳学说认为，世界是物质性的整体，自然界的任何事物都包括着阴和阳相互对立的两个方面，而对立的双方又是相互统一的，阴阳的对立统一运动是自然界一切事物发生、发展、变化及消亡的根本原因。《素问·阴阳应象大论》说："阴阳者，天地之道也，万物之纲纪，变化之父母，生杀之本始。"

阴阳学说是中医学理论的核心内容。其基本内容包括阴阳对立、阴阳互根、阴阳消长和阴阳转化四个方面。在中医学理论体系中，阴阳学说被用来说明人体的组织结构、生理功能及病理变化，并用于指导疾病的诊断和治疗。

阴阳学说认为，人体是一个有机整体，人体内部充满着阴阳对立统一的关系，从人体部位来说，上部为阳，下部为阴；体表为阳，体内为阴；背属阳，腹属阴；四肢外侧为阳，四肢内侧为阴。以脏腑来分，五脏（心、肝、脾、肺、肾）属阴，因其功能以静为主；六腑（胆、胃、小肠、大肠、膀胱、三焦）属阳，因其功能以动为主。五脏之中又可根据其位置分为阳脏（心、肺）和阴脏（肝、脾、肾），每一脏腑之中又可将其功能归为阳，而其物质归为阴。此外，经络亦可分为阳经、阴经等。

中医学认为，人体的正常生命活动是阴阳两个方面保持着对立统一协调关系的结果，人体的物质基础属阴，而生理功能活动属阳，二者互相依存。生理活动以物质为基础，而生理活动的结果又不断促进物质的新陈代谢。如果人体的阴阳不能相互依存、相互为用，人的生命就会终止。

中医学还用阴阳学说来说明人体的病理变化，认为疾病的发生是人体阴阳失调所致。阴阳失调的表现形式很多，可归纳为阴或阳的偏盛偏衰，以及对另一方的累及等，这些可统称为"阴阳不和"。许多情况下，疾病发生、发展的过程，就是正邪抗争、各有胜负的过程。这一过程可以用阴阳偏盛、阴阳偏衰、阴阳互损、阴阳转化给以概括性的解释。

由于中医学认为疾病发生发展的原因是阴阳失调，所以对于任何疾病，无论其病情如何复杂多变，都可以用阴阳学说加以诊断。

中医诊断疾病首先要分清阴阳，既可用阴阳来概括证型，又可用阴阳来分析四诊，如望诊色泽鲜明者属阳，晦暗者属阴；闻诊声音洪亮者属阳，语声低微者属阴；脉象浮、数、洪大者属阳，沉、迟、细小者属阴等。从证型来看，病位在表属阳，实证属阳，热证属阳；而病位在里属阴，虚证属阴，寒证属阴等。

在决定治疗原则和临床用药时，中医学也是以阴阳学说作为指导的。如对于阳邪过盛所致的实热证，以热者寒之的原则用寒凉药物清热；对于阴盛所致的寒实证，则应以寒者热之的原则用温热药来祛寒。而对于阴虚所致的虚热证，要以滋阴药以补虚；对于阳虚引起的虚寒证，则要以温阳药以补阳。在阴阳两虚的情况下，就必须阴阳两补。

阴阳学说还可用来概括中药的性味，并用以指导临床使用。一般来说，寒、凉药属阴，温、热药属阳；味酸、苦、咸者属阴，味辛、甘、淡者属阳；具有收敛、沉降作用者属阴，而具发散、升浮作用者属阳。在临床用药时，根据疾病的阴阳性质决定治疗原则，再根据药物的阴阳属性来决定用药。

三、五行学说

五行是中国先贤对物质的高度抽象和分类概括。五行，即木、火、土、金、水五种物质的运动变化。"五"，指由宇宙本原之气分化的构成宇宙万物的木、火、土、金、水五种基本物质；"行"，指这五种物质的运动变化。

和阴阳学说一样，五行学说也是中国古代的一种朴素的唯物主义哲学思想，也是对自然规律的描述。五行学说认为，宇宙间的一切事物都是由木、火、土、金、水五种物质元素所组成，自然界各种事物和现象的发展变化，都是这五种物质不断运动和相互作用的结果，任何事物都不是孤立的、静止的，而是在不断的相生、相克的运动之中维持着协调平衡。天地万物的运动秩序都遵循五行生克制化的法则。自然界的一切事物和现象都可按照木、火、土、金、水的性质和特点归纳为五个系统。

（一）五行的特性

五行的特性虽来自木、火、土、金、水，但已超越了木、火、土、金、水具体物质的本身，具有更广泛的含义。

1.木的特性："木曰曲直"，指树木生长的形态都是枝干曲直向上、向外舒展。引申为具有生长、升发、条达、舒畅等作用或性质的事物和现象，均属于木。

2.火的特性："火曰炎上"，指火具有温热、上升的特性。引申为具有温热、升腾作用和性质的事物和现象，均属于火。

3.土的特性："土爰稼穑"，指土有承载、化生万物的作用，正所谓"土为万物之母"。引申为具有生化、承载、受纳作用或性质的事物和现象，均属于土。

4.金的特性："金曰从革"，"从革"是指"变革"的意思。引申为具有清洁、肃杀、收敛等作用或性质的事物和现象，均属于金。

5.水的特性："水曰润下"，指水具有滋润、向下的特性。引申为具有寒凉、滋润、下行、闭藏作用或性质的事物和现象，均属于水。

（二）五行的归类

五行学说以五行的特性对自然界的各种事物和现象进行归类，其方法主要有取象比类法和推演络绎法两种。按照五行学说，自然界及人体可分别归类，如表1所示。

表1　自然界及人体五行归类

自然界							五行	人体						
五音	五味	五色	五化	五气	五方	五季		五脏	五腑	五官	形体	情志	五声	变动
角	酸	青	生	风	东	春	木	肝	胆	目	筋	怒	呼	握
徵	苦	赤	长	暑	南	夏	火	心	小肠	舌	脉	喜	笑	忧
宫	甘	黄	化	湿	中	长夏	土	脾	胃	口	肉	思	歌	哕
商	辛	白	收	燥	西	秋	金	肺	大肠	鼻	皮	悲	哭	咳
羽	咸	黑	藏	寒	北	冬	水	肾	膀胱	耳	骨	恐	呻	栗

（三）五行的生克乘侮

五行学说认为，五行之间存在着生、克、乘、侮的关系。五行的相生相克关系可以解释事物之间的相互联系，而五行的相乘相侮则可以用来表示事物之间平衡被打破后的相互影响（图1）。

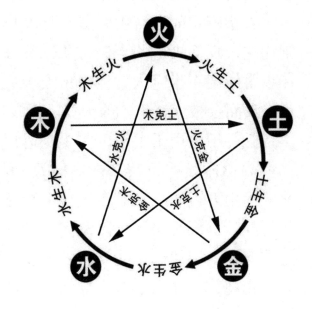

图1

1.相生：即相互资生和相互助长。五行相生的次序是：木生火，火生土，土生金，金生水，水生木。相生关系又可称为母子关系，如木生火，也就是木为火之母，火则为木之子。

2.相克：即相互克制和相互约束。五行的相克次序为：木克土，土克水，水克火，火克金，金克木。

相生相克是密不可分的，没有生，事物就无法发生和生长；而没有克，事物无所约束，就无法维持正常的协调关系。只有保持相生相克的动态平衡，才能使事物正常地发生与发展。

如果五行相生相克太过或不及，就会破坏正常的生克关系，从而出现相乘或相侮的情况。

3.相乘：即五行中的某一行对被克的一行克制太过。比如，木过于亢盛，而金又不能正常地克制木时，木就会过度地克土，使土更虚，这就是木乘土。

4.相侮：即五行中的某一行本身太过，使克它的一行无法制约它，反而被它所克制，所以又被称为反克或反侮。比如，在正常情况下水克火，但当水太少或火过盛时，水不但不能克火，反而会被火烧干，即火反克或反侮水。

五行学说用于中医，主要是运用五行的特性来分析和归纳人体的形体结构及其功能，以及外界环境各种要素的五行属性；运用五行的生克制化规律来阐述人体五脏系统之间的局部与局部、局部与整体，以及人与外界环境的相互关系；运用五行乘侮胜复规律来说明疾病发生发展的规律和自然界五运六气的变化规律，而且还有指导临床诊断、治疗和养生康复的实际意义。

四、经络学说与十二经脉

经络是人体运行气血，联络脏腑肢节，沟通上下内外的通道。经络是经脉和络脉的总称。经是经脉，犹如途径，是经络系统的主干，其特点是纵行分布，位置较深；络是络脉，犹如网络，是经脉的分支，其特点是纵横交错，遍布全身。《灵枢·脉度》说："经脉为里，支而横者为络，络之别者为孙。"

（一）经络学说

经络学说是中医学基础理论的重要组成部分，是专门研究人体经络系统的组成、循行分布及其生理功能、病理变化，并指导临床实践的中医学理论。其形成与发展，与针灸、推拿疗法的应用有着密切关系，故经络学说也是针灸及推拿的理论核心。中医临床治病明辨病变的脏腑经络，把握疾病的传变，以及中药方剂的归经理论等，都以经络学说为基础。《灵枢·经别》："夫十二经脉者，人之所以生，病之所以成，人之所以治，病之所以起，学之所始，工之所止也，粗之所易，上之所难也。"《扁鹊心书》："学医不知经络，开口动手便错。"经络遍布全身，内属脏腑，外络肢节，沟通内外，贯穿上下，将人体各部组织器官联系成为一个有机的整体；并借以运行气血，营养机体，使人体各部分的功能活动保持协调和相对平衡。经络学说是在阴阳五行学说指导下，与中医学其他基础理论互相影响、互为补充而逐渐发展起来的。但对于经络实质，迄今还不能从形态学上加以证实。

（二）十二经脉

十二经脉是经络系统的主体，具有表里经脉相合，与相应脏腑络属的主要特征，包括手三阴经（手太阴肺经、手厥阴心包经、手少阴心经）、手三阳经（手阳明大肠经、手少阳三焦经、手太阳小肠经）、足三阳经（足阳明胃经、足少阳胆经、足太阳膀胱经）、足三阴经（足太阴脾经、足厥阴肝经、足少阴肾经），它们也被称为"正经"（图2）。

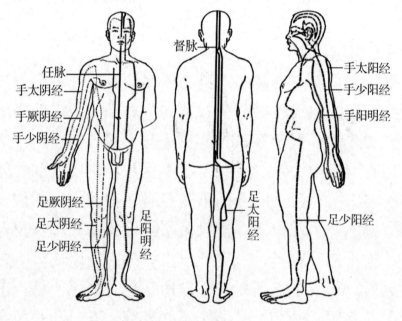

图2

两手上举，手心相对站立时，阴经分布在四肢的内侧，循行方向均是由下向上行，通过胸腹直达两手指尖；阳经由手指尖开始下行，通过胸腹、后背直达脚趾尖。

十二经脉的体表分布是：十二经脉在体表左右对称分布于头面、躯干和四肢，纵贯全身。六阴经分布于四肢内侧和胸腹，六阳经分布于四肢外侧和头面、躯干。

十二经脉在四肢的分布是：三阴经上肢分别为手太阴肺经在前、手厥阴心包经在中、手少阴心经在后，下肢分别为足太阴脾经在前、足厥阴肝经在中、足少阴肾经在后，其中，足三阴经在足内踝上 8 寸以下为厥阴在前、太阴在中、少阴在后，至内踝上 8 寸（中指同身寸*）以上，太阴交出于厥阴之前。三阳经上肢分别为手阳明大肠经在前、手少阳三焦经在中、手太阳小肠经在后，下肢分别为足阳明胃经在前、足少阳胆经在中、足太阳膀胱经在后。

十二经脉在躯干部的分布是：足少阴肾经在胸中线旁开 2 寸，腹中线旁开 0.5 寸处；足太阴脾经行于胸中线旁开 6 寸，腹中线旁开 4 寸处；足厥阴肝经循行规律性不强。足阳明胃经分布于胸中线旁开 4 寸，腹中线旁开 2 寸处；足太阳膀胱经行于背部，分别于背正中线旁开 1.5 寸和 3 寸；足少阳胆经分布于身体侧面。

十二经脉表里属络关系是：十二经脉在体内与脏腑相连属，其中阴经属脏络腑，阳经属腑络脏，一脏配一腑，一阴配一阳，形成了脏腑阴阳表里属络关系。即手太阴肺经与手阳明大肠经相表里，手厥阴心包经与手少阳三焦经相表里，手少阴心经与手太阳小肠经相表里，足太阴脾经与足阳明胃经相表里，足厥阴肝经与足少阳胆经相表里，足少阴肾经与足太阳膀

---

*中指同身寸：指寸法之一。以本人中指第2指节两端横纹之间为1寸，也相当于本人拇指宽，四指并拢第2指节处总宽约为3寸。

胱经相表里。互为表里的经脉在生理上密切联系，在病理上相互影响，在治疗时相互为用。

十二经脉的循行走向是：手三阴经从胸到手，手三阳经从手到头，足三阳经从头到足，足三阴经从足到腹（胸）。

十二经脉的交接规律是：阴经与阳经（互为表里）在手足末端相交，阳经与阳经（同名经）在头面部相交，阴经与阴经在胸部相交。

十二经脉的流注顺序是：从手太阴肺经开始，阴阳相贯，逐经相传，到足厥阴肝经为止，再回到手太阴肺经，首尾相接，从而构成了周而复始、循环无休的流注系统，将气血周流全身，起到濡养的作用（图3）。

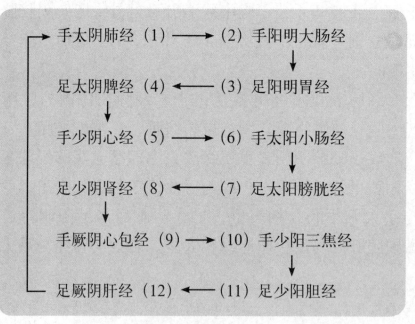

手太阴肺经（1）———→（2）手阳明大肠经

足太阴脾经（4）←———（3）足阳明胃经

手少阴心经（5）———→（6）手太阳小肠经

足少阴肾经（8）←———（7）足太阳膀胱经

手厥阴心包经（9）———→（10）手少阳三焦经

足厥阴肝经（12）←———（11）足少阳胆经

图3

第二章
常用拍打穴位及按摩手法

一、常用拍打穴位

（一）头

颊车

位置：在下颌角前上方约1横指，按之凹陷，咬牙时咬肌隆起最高处（图4）。

功用：舒筋活络，止痛消肿。主治齿痛、牙关不利、颊肿、口角歪斜等病症。

头维

位置：额角发际上0.5寸，头正中线旁开4.5寸处（图4）。

功用：清头明目，止痛镇痉。主治头痛，目眩，目痛等头目病症。

天柱

位置：后发际正中线旁开1.3寸凹陷中（图4）。

功用：疏风散寒，止痛。主治鼻塞，癫痫，后头痛，项强，肩背腰痛等病症。

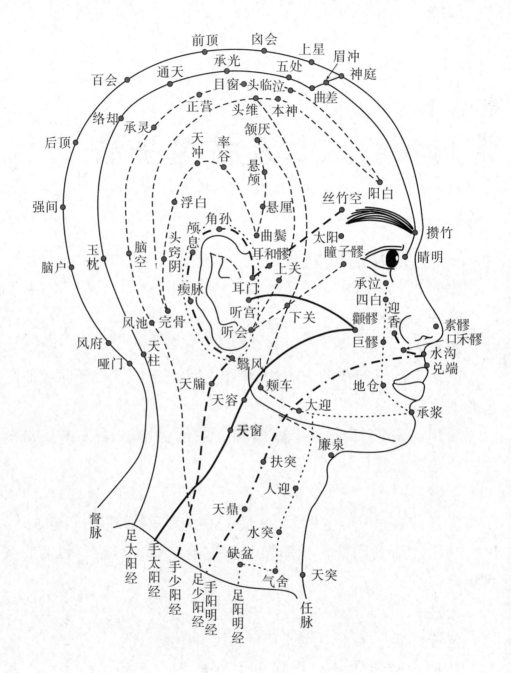

图4

风池

位置：在耳后发际下凹窝内，与耳垂相平（图4）。

功用：疏风清热，明目开窍。主治头痛，眩晕，颈项强痛，目赤痛，目泪出，耳聋，气闭，中风，口眼㖞斜，疟疾，感冒，落枕等病症。

水沟（人中）

位置：在鼻下，人中沟的上1/3与下2/3交点处（图4）。

功用：通经活络，清热开窍。主治昏迷，昏厥，中风，中暑，休克，呼吸衰竭，癫狂，急慢惊风，鼻塞，面肿，口歪，齿痛等病症。

百会

位置：在头部正中线与两耳连线的交点处（图4）。

功用：醒脑开窍，熄风止痉，升举中气，通利五官。主治痴呆，中风，失语，失眠健忘，头痛，眩晕，耳鸣，脱肛，胃下垂，肾下垂等病症。

承浆

位置：在颏唇沟的正中凹陷处（图4）。

功用：宣肺止咳，活血通络。主治口眼㖞斜，唇紧，面肿，齿痛，齿衄，龈肿等病症。

迎香

位置：在面部，鼻翼外缘中点旁，鼻唇沟中。鼻翼两侧按压时的最痛点（图4）。

功用：祛风通窍，理气止痛。主治鼻塞，鼻衄，鼻渊，口眼㖞斜等病症。

太阳

位置：在颞部，眉梢与目外眦之间，向后约1横指的凹陷处（图4）。

功用：疏风解表。主治头痛，目赤肿痛，目涩，口眼㖞斜等病症。

（二）手臂

太渊

位置：在腕掌侧横纹拇指侧的凹陷中（图5）。

功用：宣肺止咳，活血通脉。主治咳嗽，气喘，腕臂痛等病症。

合谷

位置：以一手的拇指指间关节横纹，放在另一手拇、食指之间的指蹼缘上，拇指尖下即是（图5）。

功用：疏风解表，通络止痛。主治头痛，目赤肿痛，齿痛，口眼㖞斜，耳聋，发热恶寒，经闭，滞产等病症。

劳宫

位置：握拳，中指尖下即是（图5）。

功用：清心安神，泻热止痒。主治中风昏迷，中暑，心痛，烦闷，口臭等病症。

神门

位置：在腕掌侧远端横纹小指侧凹陷中（图5）。

功用：宁心安神。主治心痛，心烦，惊悸，健忘，失眠，痴呆，高血压，胸胁痛等病症。

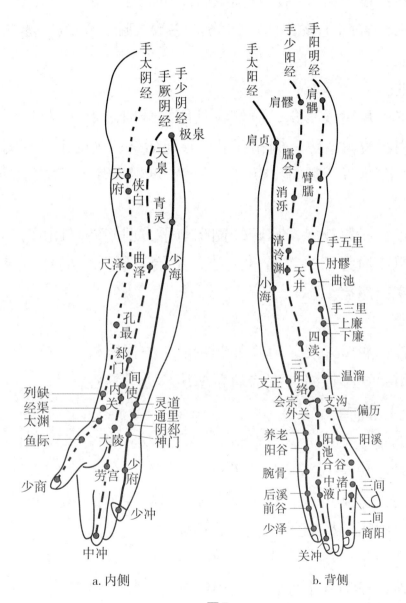

a. 内侧

b. 背侧

图5

天府

位置：在上臂外侧，腋前纹头下3寸处（图5）。

功用：宣肺止咳，活血通络。主治气喘，鼻衄，瘿气，臂痛等病症。

曲池

位置：屈肘成直角，肘横纹外侧端外凹陷中（图5）。

功用：疏风清热，调和营卫，降逆活络。主治手臂疼痛，上肢不遂，高血压，癫痫，腹痛，吐泻，咽喉肿痛，目赤等病症。

肩髃

位置：屈臂外展，肩峰外侧缘前下方凹陷处（图5）。

功用：通经活络，疏散风热。主治肩周炎，半身不遂，隐疹，瘰疬等病症。

肩髎

位置：屈臂外展，肩峰外侧缘后下方凹陷处（图5）。

功用：祛湿通络。主治肩臂挛痛不遂等病症。

（三）胸背

天突

位置：胸骨上窝正中（图6）。

功用：宽胸理气，止咳喘，理咽喉。主治咳嗽，哮喘，胸痛，咽喉肿痛，梅核气，噎膈等病症。

气户

位置：在锁骨下缘，前正中线旁开4寸处（图6）。

功用：理气宽胸，止咳平喘。主治咳喘，胸痛，呃逆，胁肋疼痛等病症。

中府

位置：以手叉腰，在锁骨肩峰端与肱骨之间凹陷中取云门穴，云门穴直下，第1肋间隙中间即是，距前正中线6寸（图6）。

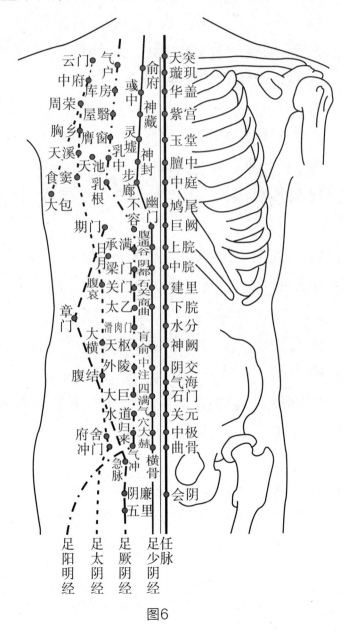

图6

功用：止咳平喘，清泻肺热，健脾补气。主治咳嗽，气喘，胸满痛，肩背痛等病症。

膻中

位置：前正中线上，两乳头连线的中点（图6）。

功用：理气止痛，宽胸利膈，清肺化痰。主治胸闷，心痛，咳嗽，气喘，噎膈，产后缺乳等。

期门

位置：乳头直下，第6肋间隙，前正中线旁开4寸处（图6）。

功用：疏肝健脾。主治呕吐，吞酸，呃逆，胁肋痛，乳痛，腹胀，腹泻等病症。

日月

位置：乳头直下，第7肋间隙处（图6）。

功用：疏肝利胆。主治黄疸，呕吐，吞酸，呃逆，胁肋痛等病症。

中脘

位置：脐中正上4寸（图6）。

功用：理胃肠，通经络。主治胃痛，腹胀，肠鸣，呕吐，泄泻，痢疾，消化不良，黄疸，脾胃虚弱等病症。

天枢

位置：脐中旁开2寸处（图6）。

功用：调和肠胃，理气止痛。主治腹痛，腹胀，便秘，腹泻，痢疾，月经不调，痛经等病症。

气海

位置：前正中线上，脐下1.5寸处（图6）。

功用：益气固涩，调经止带，保健强身。主治虚脱，腹痛，腹泻，小便不利，遗尿，遗精，疝气，月经不调，痛经，带下，子宫脱垂，恶露不尽等病症。

关元

位置：前正中线上，脐下3寸处（图6）。

功用：补肾固涩，调经止带，保健强身。主治尿频，遗尿，遗精，月经不调，痛经，带下，不孕，子宫脱垂，恶露不尽，疝气，少腹疼痛，泄泻，虚劳消瘦，中风等病症。

中极

位置：前正中线上，脐下4寸处（图6）。

功用：调经止带，疏经活络。主治遗尿，小便不利，癃闭，遗精，阳痿，不育，月经不调，崩漏，不孕等病症。

气冲

位置：在腹股沟稍上方，脐中下5寸，前正中线旁开2寸处（图6）。

功用：调经血，舒宗筋，理气止痛。主治少腹痛，疝气，腹股沟疼痛，月经不调，不孕，阳痿等病症。

大椎

位置：背后正中，低头，颈椎隆起下凹陷中（图7）。

功用：泻热通经，行气活血，止痉止痛，强身保健。主治热症，疟疾，恶寒发热，咳嗽，气喘，癫狂痫证，小儿惊风，脊痛，风疹等病症。

肩井

位置：在肩胛区，第7颈椎棘突与肩峰最外侧连线的中点

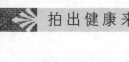

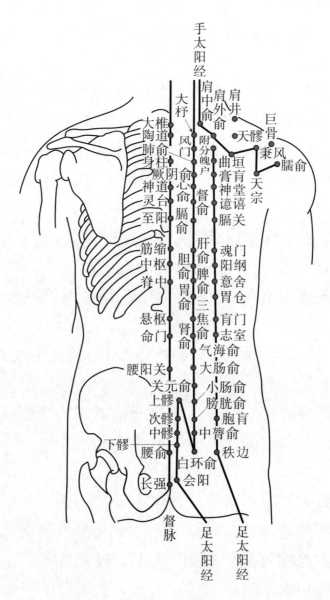

图7

处（图7）。

功用：通经活络。主治上肢不遂，肩背疼痛，颈项强痛，难产，乳汁不下，瘰疬等病症。

（四）腿足

犊鼻（外膝眼）

位置：屈膝，在髌骨外侧凹陷中（图8）。

功用：舒筋通络，定惊止抽。主治膝痛，屈伸不利，下肢麻痹等病症。

足三里

位置：在小腿外侧，犊鼻穴下3寸，小腿前嵴外1横指处（图8）。

功用：调理脾胃，扶正培元，通经活络。主治胃痛，胃胀，呕吐，嗳气腹痛，腹胀，腹泻，饮食不化，痢疾，黄疸，哮喘，高血压，头痛眩晕，半身不遂，癫狂，水肿，小便不利，遗尿，耳聋，耳鸣，喉痛，乳腺炎，带下，产后腹痛，产后血晕，腰痛，胸胁胀满疼痛，下肢肿痛，关节炎，坐骨神经痛，免疫力低下等病症。

上巨虚

位置：在小腿外侧，犊鼻穴下6寸，小腿前嵴外1横指处（图8）。

功用：调和肠胃，疏经调气。主治腹痛，肠炎，痢疾，泄泻，大便脓血，咽喉肿痛，乳腺炎，胰腺炎，下肢瘫痪，下肢水肿等病症。

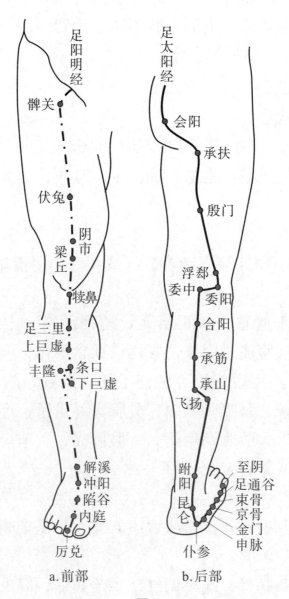

a.前部　　　　b.后部

图8

条口

位置：在小腿外侧，犊鼻穴与解溪穴连线中点，距小腿前嵴1横指处（图8）。

功用：舒筋活络，理气和中。主治臂不得举，下肢冷痛，脘腹疼痛，跗肿等病症。

委中

位置：在膝后，腘横纹中点，即腘窝中点（图8）。

功用：疏经通络，清热凉血。主治腰背痛，坐骨神经痛，下肢麻痹，小儿麻痹后遗症，腓肠肌痉挛，中暑，急性胃肠炎，吐泻腹痛，痢疾，小便不利等病症。

丰隆

位置：在小腿前外侧，犊鼻穴到外踝尖连线的中点处（图8）。

功用：开窍和胃，化痰利湿。主治痰多，气喘，咳嗽，胸痛，咽喉肿痛，头痛，眩晕，呕吐，腹痛，腹胀，便秘，腿膝酸痛，屈伸不利，失眠，中风，高血压，癫痫等病症。

梁丘

位置：髌骨外上缘上2寸处（图8）。

功用：疏经活络，理气和胃。主治急性胃病，膝肿痛，下肢不遂，乳痛等病症。

髀关

位置：在大腿前上方股关节处，当髂前上棘与髌底外侧端连线上，平会阴穴处（图8）。

功用：强腰膝，通经络。主治下肢痿痹，下肢不遂，腰腿疼痛，筋急不得屈伸等病症。

伏兔

位置：髌骨外上缘上6寸处（图8）。

功用：散寒化湿，疏通经络。主治下肢疼痛、麻木，膝冷等病症。

承山

位置：小腿伸直时，在小腿后侧中部出现人字形的凹陷处，约在委中穴与昆仑穴之间的中点（图8）。

功用：止抽搐，通经络，止腹泻，通大便。主治腰背痛，小腿疼痛，腓肠肌痉挛，坐骨神经痛，足跟痛，下肢瘫痪，便秘，痔疮，脱肛等病症。

解溪

位置：足背，踝关节横纹中央凹陷处（图8）。

功用：舒筋活络，清胃化痰，镇惊安神。主治头面水肿，头痛，眩晕，腹胀，便秘，下肢痿痹，踝痛，癫狂等病症。

内庭

位置：足背，第2、3趾间缝纹端（图8）。

功用：清胃泻火，理气止痛。主治牙痛，咽喉肿痛，口眼㖞斜，胃痛吐酸，腹胀，便秘，泄泻，痢疾，足趾屈伸不利等病症。

昆仑

位置：外踝尖与跟腱之间的凹陷处（图8）。

功用：镇惊安神。主治头痛，项强，目眩，牙痛，痢疾，坐骨神经痛，踝关节痛，脚跟痛等病症。

申脉

位置：外踝直下方凹陷处（图8）。

功用：补养益气，疏导水湿。主治头痛，眩晕，癫痫，失眠，腰腿酸痛等病症。

三阴交

位置：在小腿内侧，足内踝尖上3寸，胫骨内侧缘后方（图9）。

功用：补益气血，通调水道。主治腹胀，消化不良，月经不调，带下，子宫脱垂，闭经，阳痿，遗精，早泄，水肿，遗尿，失眠，荨麻疹，湿疹，高血压，半身不遂等病症。

阴陵泉

位置：在小腿内侧，膝前下方凹陷中，与阳陵泉穴相对（图9）。

功用：利水消肿。主治腹胀，腹水，水肿，尿潴留，尿路感染，遗精，腰腿痛，阴茎痛，肠炎，痢疾，膝关节疼痛等病症。

血海

位置：屈膝，在大腿内侧髌骨上缘上2寸处。即取穴者以左手掌心按于右膝髌骨上缘，第2～5指向上伸直，拇指约成45度角斜置，拇指尖下即是（图9）。

功用：理血调经，祛风除湿。主治月经不调，痛经，经闭，湿疹，丹毒等病症。

风市

位置：垂手直立，掌心贴于大腿时，中指尖下即是（图9）。

功用：散风祛湿，通经活络。主治下肢痿痹，麻木，半身不遂，遍身瘙痒等病症。

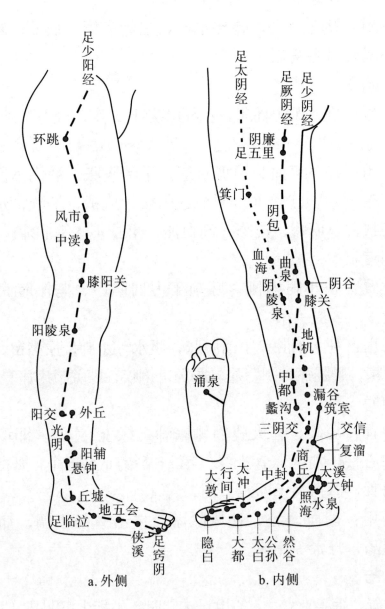

a.外侧　　　　　b.内侧

图9

阳陵泉

位置：膝盖外下方，小腿外侧腓骨头前下方凹陷处（图9）。

功用：疏肝利胆，疏经活络。主治黄疸，胁痛，口苦，呕吐，吞酸，膝肿痛，下肢痿痹，麻木，小儿惊风等病症。

太溪

位置：内踝尖与跟腱之间的凹陷中（图9）。

功用：滋阴补肾。主治头痛，目眩，失眠，健忘，遗精，咽喉肿痛，齿痛，耳鸣，咳嗽，气喘，胸痛，便秘，月经不调等病症。

丘墟

位置：外踝前下方凹陷中（图9）。

功用：疏肝利胆，消肿止痛。主治目赤肿痛，颈项痛，足内翻，足下垂等病症。

侠溪

位置：足背，第4、5趾间趾蹼缘后方赤白肉际处（图9）。

功用：熄风开窍，消肿止痛。主治惊悸，头痛，眩晕，耳鸣，耳聋，目赤痛，胁肋痛，膝股痛，乳痈，热病等病症。

太冲

位置：足背，第1、2跖骨底结合部前凹陷中（图9）。

功用：平肝熄风，泻热理血。主治中风，癫痫，小儿惊风，头痛，眩晕，耳鸣，目赤肿痛，咽痛，月经不调，痛经，经闭，崩漏，黄疸，腹胀，呃逆，遗尿，下肢痿痹等病症。

涌泉

位置：在足底，足掌中线前1/3与后2/3交点处，脚底弯曲时的凹陷中（图9）。

功用：散热生气。主治昏厥，中暑，小儿惊风，头痛，头晕，目眩，失眠，咯血，咽喉肿痛，大便难，小便不利，足心热等病症。

二、常用按摩手法

1. 按法：掌根施压，逐渐用力，由轻到重，一压一掀（图10）。

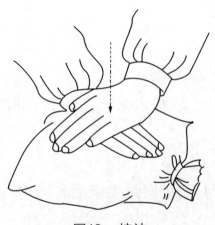

图10　按法

2. 揉法：小幅度多用指螺纹面着力，大幅度多用掌根或鱼际着力，回旋揉动，压力要均匀（图11）。

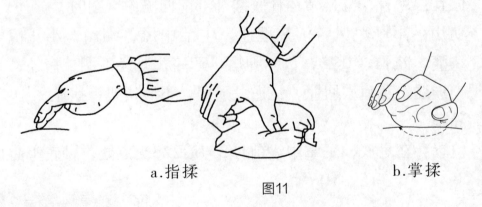

a.指揉　　　　　　　　　b.掌揉

图11

3．推法：着力点紧贴皮肤，压力适中，速度均匀（图12）。

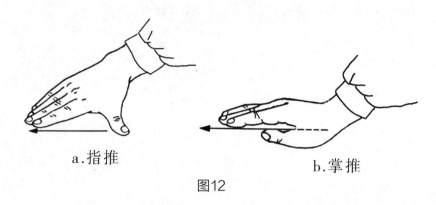

a.指推　　　　　　b.掌推

图12

4．摩法：手掌着力，腕关节不动，连同前臂带动做逆时针或顺时针方向摩动，缓和协调，宜轻宜柔（图13）。

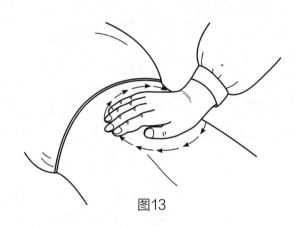

图13

5．擦法：鱼际和掌根着力，来回直线摩擦，压力适中，往返距离要长，不使皮肤折叠，节奏稍快（图14）。

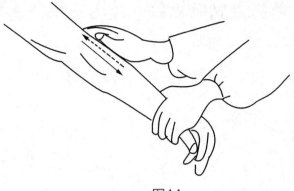

图14

6.击法：多用手指，连续击打，有力有节奏，可用于头部的放松（图15）。

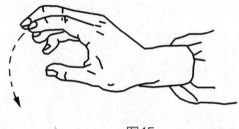

图15

7.点法：指端用力，持续按压，避免手指过伸或过屈，以免伤及按压手指（图16）。

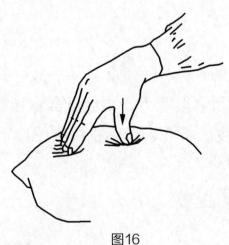

图16

8.搓法：双手掌面夹住按摩部位，相对用力快速来回搓动，可用于上肢，快搓慢移（图17）。

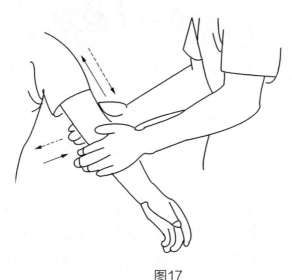

图17

9.拍法：五指并拢微屈，掌心空虚，屈伸肘关节带动虚掌有弹性、有节奏、平稳拍打按摩部位，可双手配合（图18）。

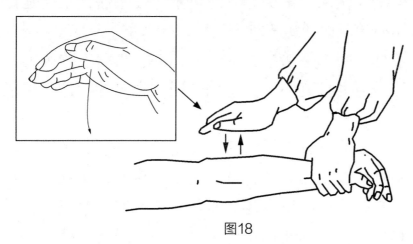

图18

10.振法：掌面着力紧贴皮肤，快速震颤，着力稍重，以局部舒松温热为宜（图19）。

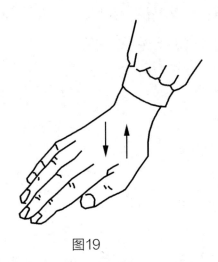

图19

　　按摩手法中的摩法、擦法等，属轻力度手法，主要是使皮肤温热，一般用于解表散寒（如感冒、发热等）或美容保健按摩。按摩手法中的揉法、推法、拍法等，属于中力度手法，用于理筋整肌，促进机体脏腑功能的恢复或维护健康。按摩手法中的点法、振法、按法、击法等，属于重力度手法，主要是让力度深入到骨和髓，如骨病等时多用。

　　点揉、拍打、叩击手法中力度小的为补，力度大的为泻；顺经推点为补，逆经推点为泻。另外，还有方向补泻、子午流注补泻、母子补泻等方法。

　　在点按时，要注意分清指法的方向是顺还是逆，是补还是泻；点按、拍打和叩击的力度，是疼还是不疼，每次点按、拍打完后应询问被按摩者的感觉是舒服还是不舒服。要根据被按摩者的感觉和身体状况的变化——是充满力量感还是越发疲乏等，及时调整按摩手法和力度。

　　拍打、按摩经络的方法，可促进身体内血液流通，即通经活络、活血化瘀，增强脏腑功能，增强新陈代谢。因此，拍打、按摩经络可起到促进和辅助康复的作用。

拍打或按摩时，也要因人而异、因时而异、因地而异，还可因病而异，不要生搬硬套。

注意：有血液性疾病的人，如果拍打或点穴时总是出现青紫斑或拍打后皮肤发黑发紫等，这时除了应减轻力度外，还要注意观察，一旦反复出现上述症状，应立即停止点穴和拍打，并去医院做进一步的检查。

第三章
拍打健身操

一、日常养生基本功

1.头要常梳：头发的色泽、疏密可显示气血强弱，勤于梳理可以促进血液循环。

方法：用双手 10 个手指的指肚从前向后梳头。每次 16 下，每天 2 次。

2．面要常擦：常擦脸可使血脉流畅，令人容光焕发。

方法：以"猫洗脸"的方式，手搓 36 下，先摩擦面部及五官，再按摩头顶；每次按摩 16 下，每天 2 次。

3.目要常运：常运目可使眼睛视物清晰。

方法：眼珠进行上下、左右运动，并沿顺、逆时针方向运动；眼睛先紧闭再慢慢放松，反复几次有助于视力保健。这种运动做 16 次，每天 2 遍。

4.耳要常弹：常弹耳可使听力敏锐。

方法：两手手心将耳朵捂紧，手指贴住后部头皮，将食指叠在中指上，再猛然滑下分别敲击后脑两旁共 48 次，每天 2 遍。

5.颈要常摆：常摆颈可解颈肩困乏。

方法：肩保持水平，头先向左转至极限，同法再向右转，共 16 次。之后将头左右摆各 8 次，再前俯后仰各 8 次。最后，双眼微闭，从左至右再从右至左旋转共 16 次，每天 2 遍。

6. 津要常咽：津即唾液，又称金津玉液，是人口腔内不可缺少之宝。唾液是消化液的一部分，要随时咽下，以提神补气养心，开胃健脾。

方法：舌舐上腭后可使口中津液增多，满一口咽下。每次 16 口，每天 2 遍。

7.齿要常叩：常叩齿可使齿尖牙利，预防牙周病。民间谚语云："清晨叩齿三十多，到老牙齿不会脱。"

方法：紧闭双唇后尽量张开下颌，叩上下牙共 36 次，以每次呼吸叩 4 次的速度为基准，每天 2 遍。

8.腹要常摩：常摩腹可消胀安神，可蓄精养气。

方法：两手手心搓热后，左手心按住左腰部，右手心捂着小腹丹田，沿顺时针方向转动 36 圈。再搓热手心，右手心按住右腰部，左手心捂着小腹丹田，沿逆时针方向转动 36 圈，每天 2 遍。

9.腰要常搓：常搓腰可防腰背酸痛。

方法：两手手心搓热后，放于身体两侧，由上向下搓腰，以热为度。每次按摩 16 下，每天 2 次。

10.胸要常扩：扩胸的同时呼出浊气，能消积，祛胸膈满塞，排出浊气，吸收清气，加大肺活量。

方法：两臂平抬，向身后振摆扩胸，同时做深呼吸。每次16下，每天2次。

11.足要常搓：常搓足可祛风寒，使步履矫健，防百病。

方法：以坐姿练习，左脚掌放在右腿上，以右手掌摩擦左脚的涌泉穴（图20）36次，同样方法再用左手掌摩擦右脚的涌泉穴，做36次。每天2遍。

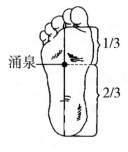

涌泉：在足底，足掌中线前1/3与后2/3交点处，脚底弯曲时的凹陷中。

图20

12.肛要常提：常提肛可防尿频、痔疮和便秘。

方法：每次将肛门收缩16下，每天2次。

二、拍打手法及要求

本书介绍的拍打健身操所采用的手法是"拍"，确切地说应该是空掌或空拳叩（图21），"拍"的力度、节奏要因人、因病、因部位而异，以舒适、通透为宜。

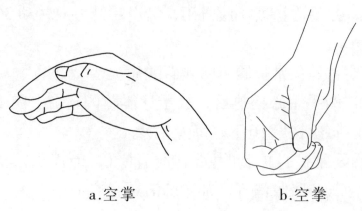

a.空掌　　　　　　b.空拳

图21

老年人站立不稳时，可坐着拍打或叩击，能做多少就做多少，这叫因人而异。走路时可拍打髀关、后腰和肘窝，充分利用时间健身，这叫因时而异。在工作期间可拍打一下委中、足三里、肘窝，这样既不失大雅之风，又能缓解疲劳，这叫因地而异。每个人的身体状况不同，患病部位不同，可根据每个人的实际情况，有选择地进行拍打，如腰痛时可多拍打委中穴和腰骶；胸闷时可拍打一下肘窝；两胁胀满、胃满腹胀时，可拍打足三里、髀关、腰腹，这叫因病而异。

另外，要注意：有血液性疾病的人请不要用这种拍打法，以免发生不良后果。

每次拍打完后最好喝一些温开水，以促进体内的血液循环。

三、拍打健身操动作详解

第一节　拍打腰腹

丹田气增，肾强生精。

【起势】两脚分开，略宽于肩，双臂自然下垂，稳稳站立（图22）。

【动作】以腰部的扭动力带动两臂前后摆动，同时以空掌心或空拳和手背借势拍打腰腹。先将右臂前摆，顺势以右手拍打脐腹；同时将左臂摆后，顺势以左手拍打后腰。两手一前一后交替进行。（图23～图26）

第一节
扫码看视频

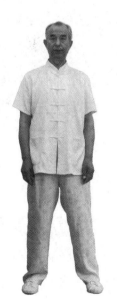

图22

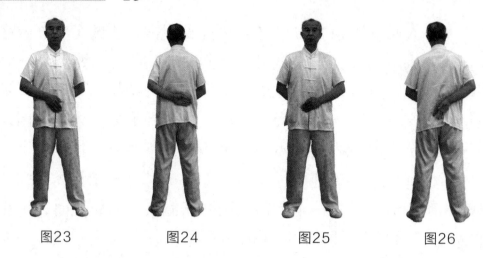

图23　　　　　图24　　　　　图25　　　　　图26

【要求】拍打节奏要均匀，力度要适中，共拍打 360 次，用时约6分钟。

【原理】腹部是调理消化系统的关键部位，消化好，脾胃健，脾胃是后天之本，是气血生化之源，气血盛，则肌肉丰腴，肢体强劲；腰为肾脏所在，肾为先天之本，肾主骨生髓，肾气盛，则骨坚髓满，精力旺盛。通过拍打腰腹，震通任督二脉，脾肾功能齐升，先天后天相辅相成，全面提升人体健康素质，提高人体免疫力。

第二节　拍打三里

震通足经，腿脚不痛。

【起势】两脚分开，略宽于肩，双臂自然下垂，稳稳站立。

第二节
扫码看视频

【动作】屈膝弯腰，两手扶膝。先重心右移，左脚尖内扣，用左手空掌心或空拳拍打左腿足三里穴。拍打完左腿足三里穴，再换方向拍打右腿足三里穴。（图27～图29）

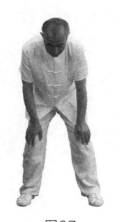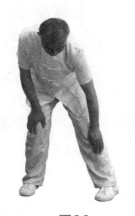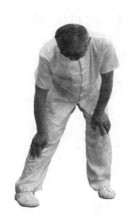

图27   图28   图29

【要求】拍打节奏要均匀，力度要适中，在能承受的情况下，尽量加大力度，通过劳宫震通骨髓，每侧拍打360次，用时约6分钟。

【原理】足三里穴是人体四大要穴之一，为足阳明胃经合穴，具有调理脾胃、补中益气、通经活络、疏风化湿、扶正祛邪之功，古人称之为"长寿穴"。由于足三里穴主要用于肚腹疾病的治疗，如胃痛、腹胀、腹泻、便秘等，故民间有"肚腹三里留"之说。现代科学研究已证实，足三里穴对大脑皮层功能有调节作用，对心血管功能、胃肠蠕动和内分泌功能也有良好的促进作用。因此，足三里穴是强壮保健的要穴。正所谓：拍打足三里，提高免疫力，抗病健体魄，延年又益寿。

第三节 拍打胆经

气随心动，震经通络。

【起势】两脚分开，略宽于肩，双臂自然下垂，稳稳站立。

第三节
扫码看视频

【动作】两臂外展提升，掌心向下，如鹏展翅，脚跟顺势上提离地；然后两臂自然下落，拍打风市穴，同时脚跟落地。（图30～图33）

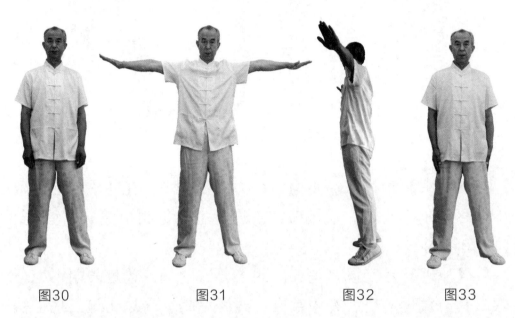

图30　　　　　图31　　　　　图32　　　　图33

【要求】随着动作，臆想气随两臂提升，通过印堂、神庭直达百会。提升时吸气，下落时呼气。呼吸均匀，拍打力度适中，每次做5分钟。

【原理】足少阳胆经是人体的一条重要经脉，循环在人体两侧，从头到脚贯通全身，为人体气机升降出入之枢纽，能够调节各脏腑功能。胆经在大腿外侧沿中线下行，此处的风市穴有运化水湿、舒筋活络的作用，是治疗风邪的要穴，经常拍打风市穴，可缓解下肢风痹、中风、半身不遂、麻木不仁等病症。

第四节　拍打委中

血随气行，腰背不痛。

【起势】两脚分开，略宽于肩，双臂自然下垂，稳稳站立。

第四节
扫码看视频

【动作】屈膝弯腰，两手扶膝。先重心右移，左脚尖内扣，露出左腿委中穴，用左手空掌心或空拳叩打。拍打完左腿委中穴后，再换方向拍打右腿委中穴。（图34~图36）

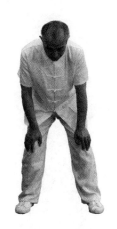
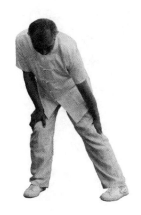
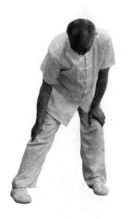

图34　　　　　　　　图35　　　　　　　　图36

【要求】随着动作，臆想震通骨髓、震通经络。拍打节奏要均匀，力度要适中，每侧拍打360次，用时约6分钟。

【原理】委中穴是人体四大要穴之一，为足太阳膀胱经合穴，具有补肾强骨、理气宽中、利尿通淋之功。膀胱经行于腰背部，委中穴主要用于治疗腰背疼痛和强直、下肢痿痹等，故古有"腰背委中求"之说。委中穴又是膀胱的下合穴，所以拍打委中穴还可用于治疗尿频、尿急和遗尿等。经常拍打委中穴不仅能补肾强身，祛除疼痛，还能提高免疫力，增强抵抗力。

第五节　拍打髀关

脾胃经通，免疫提升。

【起势】两脚分开，略宽于肩，双臂自然下垂，稳稳站立。

第五节
扫码看视频

【动作】双臂自然抬起，掌心向下，同时脚跟随着提起。然后收腹提肛，双手有意拍向大腿根部髀关穴，同时脚跟落地。（图37、图38）

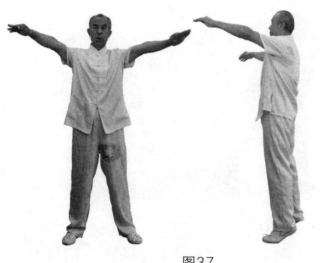

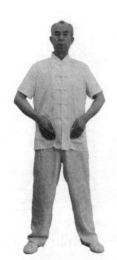

图37　　　　　　　　　　　　　图38

【要求】拍打节奏要均匀，力度要适中，共拍打360次，约6分钟。

【原理】髀关穴属足阳明胃经，可健脾除湿、固化脾土、强腰膝、通经络，属八虚区域，即免疫应答区，久坐之人应特别注意此处。拍打髀关穴，可缓解膝、髋、股痛，以及麻痹、瘫痪、腿膝肿痛、下肢麻木、下肢屈伸不利和股外侧神经炎等病症。

第六节　拍打肘窝

心肺经通，睡香精充。

【起势】两脚叉开，略宽于肩，双臂自然下垂，稳稳站立。

第六节
扫码看视频

【动作】先将左手臂伸向前方，抬起右臂用右手空掌心拍打左臂肘窝，然后顺势前滑，收手抬起再拍。拍打完左臂肘窝，再换方向拍打右臂肘窝。（图39～图42）

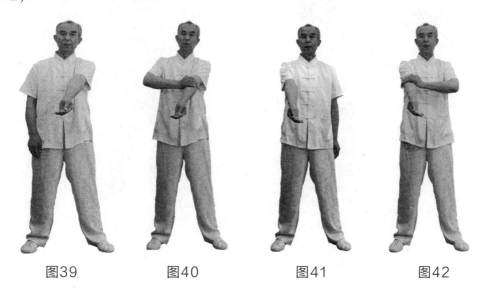

图39　　　　　图40　　　　　图41　　　　　图42

【要求】拍打节奏要均匀，力度要适中，每侧拍打360次，用时约6分钟。

【原理】肘窝是手三阴经的循行之处，心肺之邪常滞留于肘窝。拍打肘窝，可疏通心肺经脉，排出血内湿毒，对治疗高血压、冠心病、心律不齐、胸闷、气短、心绞痛等疾病十分有效。

第七节　拍打腋窝

打通心经，健康一生。

【起势】两脚分开，略宽于肩，双臂自然下垂，稳稳站立。

第七节
扫码看视频

【动作】先将左手扶后脑勺，露出左侧腋窝，伸直右臂，扭动上身，抡甩右臂，用右手空掌拍打左侧腋窝，然后右手臂顺势下滑，抡起再拍。拍打完左侧腋窝，再换方向拍打右侧腋窝。（图43～图46）

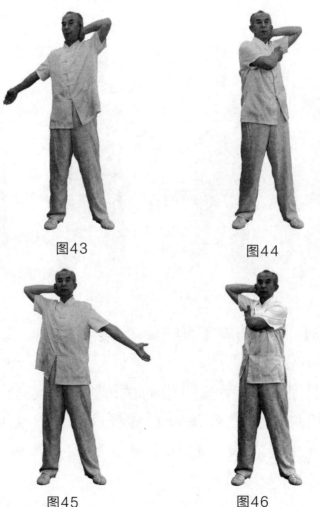

图43　　　　　　　　　　　图44

图45　　　　　　　　　　　图46

【要求】拍打节奏要均匀，力度要适中，每侧拍打360次，用时约6分钟。

【原理】腋窝中间是心经的起始点，腋窝前是肺经的起始点。在乳房外侧有心包经的起始点，天池穴、手三阴经的起始点都在此处，在腋下还有淋巴结应答区，拍打两腋窝，可增强心肺功能，起到培补正气、预防疾病的作用，同时能提高人体免疫力。

第八节　拍打胸背

二脉拍通，气血强盛。

【起势】两脚分开，略宽于肩，双臂自然下垂，稳稳站立。

第八节
扫码看视频

【动作】先用右手掌拍打左前胸，用左手背拍打后背；再用左手掌拍打右前胸，用右手背拍打后背。两手交替一前一后拍打。（图47～图50）

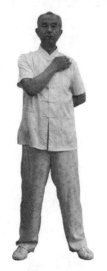
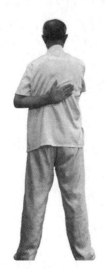

图48　　　　　　图47

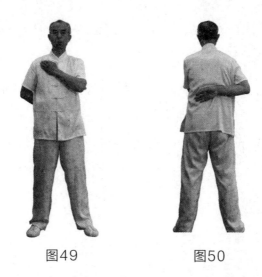

图49　　　　　　　图50

【要求】拍打节奏要均匀，力度要适中，共拍打360次，用时约6分钟。

【原理】前胸是重要脏器心、肺的所在部位，正中还有任脉循行。任脉总任一身之阴经，为阴脉之海。两乳间是膻中穴——全身气机的枢纽。背后中间主要分布有足太阳膀胱经和督脉，足太阳膀胱经是阳经之首，督脉总统一身阳气，是阳脉之海。拍打胸背，不仅能够增强心肺功能，还能调节气血、强身健体。

第九节　抖动全身

气血动员，经络全通。

【起势】两脚分开，略宽于肩，双臂自然下垂，稳稳站立。

【动作】两膝先屈曲，后蹬直，一屈一伸，带动全身上下抖动（图51、图52）。

【要求】随着有节奏的抖动，全身肌肉放松，越放松越

第九节
扫码看视频

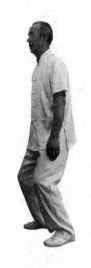
图51

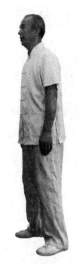
图52

好，但不要用力过猛。用时5～6分钟，抖动约720次。

【原理】全身上下有节奏地抖动，不仅可以锻炼全身关节的弹性，增强身体的协调性，还可以放松肌肉，消除疲劳，恢复体力；促进血液循环，改善心脑血管的功能；增强胃肠蠕动，调整消化功能。全身气血畅通，从而达到"气血流通，百病不生""正气存内，邪不可干"的目的。

第十节　捧气灌顶

聚能成形，真气存中。

【起势】两脚分开，略宽于肩，双臂自然下垂，面向太阳，稳稳站立。

第十节
扫码看视频

【动作】双臂慢慢从身体两侧张开上举，掌心向上；过头顶，两手叠合（男右手在上，女左手在上），掌心向下，对准百会穴停留片刻。然后，相叠两手下行到嘴部时开始合十，到中丹田时两手再次相叠掌心朝内，继续下行到下腹部，覆盖在下丹田，停留10秒。接着重复上述动作。最后，在下丹田聚气1分钟收功，双手搓热敷于眼部，全部动作结束。（图53～图58）

【要求】随着动作，双臂张开时，想象捧起宇宙能量；叠

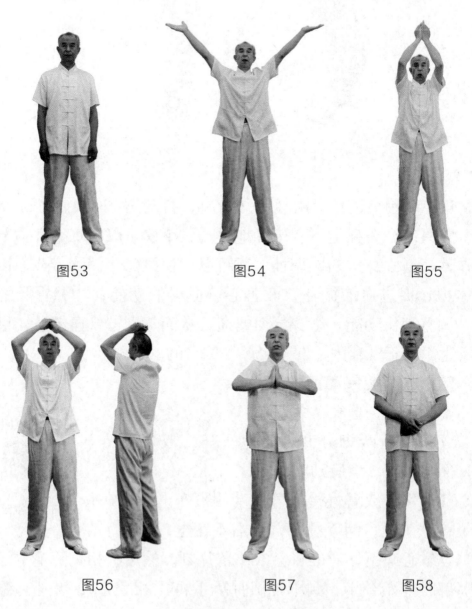

图53　　　　　　　图54　　　　　　　图55

图56　　　　　　　图57　　　　　　　图58

合双手，掌心对准百会穴时，臆想将宇宙之气从百会穴慢慢灌入身体，从而收聚宇宙之能量，提高自身抵抗力。整节动作缓慢，呼吸均匀，捧气时吸气，灌气时呼气。用时6分钟，共做10~12次。

【原理】人体内丹田有三个，其一在头部印堂穴内，称为上丹田；其二在胸部膻中穴内，称为中丹田；其三在下腹部关元穴内，称为下丹田。捧气灌顶的目的就是汇自然之能量灌入上丹田，经过中丹田，聚于下丹，田让人体储备充足的能量。

第四章
常见病拍打按摩处方

一、头痛

头痛是一种常见病，其发病原因很多，在此主要针对的是肝阳上亢引起的头痛。

【病因】肝主疏泄，性喜条达，郁则气结化火，急怒则肝阳上扰，这种头痛多属实证。

【症状】患者常表现为头两侧痛重于其他部位，有时兼有眩晕、心烦、口苦、两胁胀痛等症状。

【拍打按摩处方】

1.推揉太冲（图59），左右侧穴各180次。用泻法：向脚趾方向推。

2.点揉内庭（图59），左右侧穴各180圈。用泻法：左脚沿顺时针方向，右脚沿逆时针方向。

3.点揉丘墟（图59），左右侧穴各180圈。用泻法：左脚沿顺时针方向，右脚沿逆时针方向。

4.拍打或用空拳叩击足三里（图60）和阳陵泉（图61），每个穴左右侧各360次。

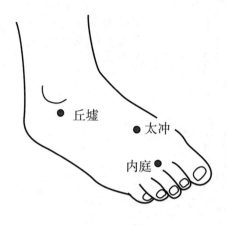

太冲：足背，第1、2跖骨底结合部前凹陷中。

内庭：足背，第2、3趾间缝纹端。

丘墟：外踝前下方凹陷中。

图59

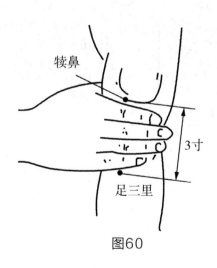

足三里：犊鼻穴下3寸，小腿前嵴外1横指处。

图60

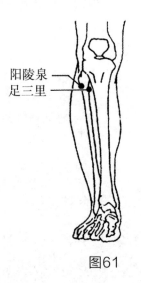

阳陵泉：膝盖外
下方，小腿外侧
腓骨头前下方凹
陷处。

图61

5.拍打或用空拳叩击风市（图62），左右侧穴各180次。

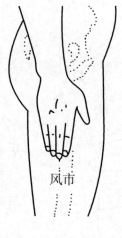

风市：垂手直
立，掌心贴于
大腿时，中指
尖下即是。

图62

6.拍打或用空拳叩击髀关（图63）和气冲（图64），每个穴
左右侧各180次。

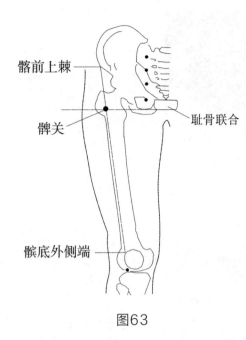

髀关：在大腿前上方股关节处，当髂前上棘与髌底外侧端连线上，平会阴穴处。

图63

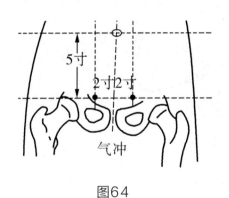

气冲

气冲：在腹股沟上方，脐下5寸，前正中线旁开2寸处。

图64

7.点揉风池（图65），左右侧穴各180圈。用泻法：左侧沿顺时针方向，右侧沿逆时针方向。

8.点揉太阳（图66），左右侧穴各180圈。用泻法：左侧沿顺时针方向，右侧沿逆时针方向。

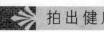
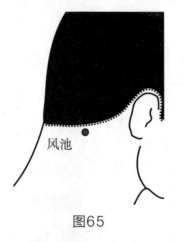

风池：在耳后发际下凹窝内，与耳垂相平。

图65

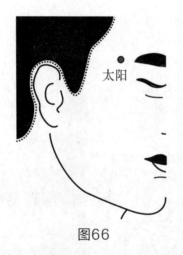

太阳：在颞部，眉梢与目外眦之间，向后约1横指的凹陷处。

图66

9.指揉太渊（图67），左右侧穴各180圈。用泻法：左侧沿顺时针方向，右侧沿逆时针方向。

10.用十指梳头36次，从前发际梳至后枕部。

11.双手重叠，用劳宫（图68）对准气海或关元（图69），各穴揉180圈。用补法：男性左手在内沿顺时针方向；女性右手在内沿逆时针方向。

用以上方法，每天做2～3次。轻者1～2天即愈，重者3～5天可愈。

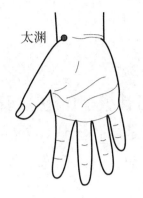

太渊

太渊：在腕掌侧横纹拇指侧的凹陷中。

图67

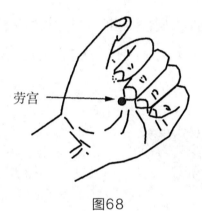

劳宫

劳宫：握拳，中指尖下即是。

图68

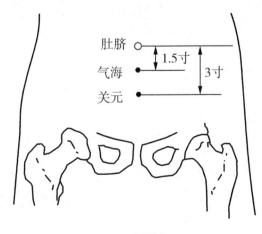

肚脐

气海

关元

1.5寸

3寸

气海：前正中线上，脐下1.5寸处。

关元：前正中线上，脐下3寸处。

图69

二、感冒发热

感冒分普通感冒和流行性感冒（流感）两种。

【病因】主要发病原因是内存湿热，外感风寒之气。

【症状】患者表现为发热、怕风恶寒、咽痛、咳嗽、四肢酸痛、头痛头晕。

【拍打按摩处方】在头痛拍打按摩的基础上再增加以下手法。

1.双手手掌对搓发热后反复擦大椎（图70）各81次（9×9，手搓热后先用左手擦大椎9次，手再次搓热后用右手擦大椎9次，这样两手交替，反复9遍）。

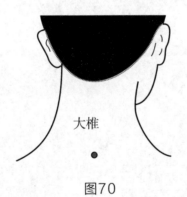

大椎：背后正中，低头，颈椎隆起下凹陷中。

大椎

图70

2.用上述方法擦颈项各81次（9×9）。

3.鼻塞时，用指腹揉迎香（图71），左右侧穴各180圈。用泻法：左侧沿顺时针方向，右侧沿逆时针方向。

4.咳嗽时，用指腹揉天突（图72）180圈。用泻法，即沿逆时针方向。

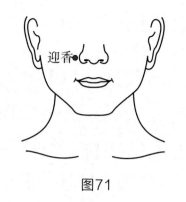

迎香：在面部，鼻翼外缘中点旁，鼻唇沟中。鼻翼两侧按压时的最痛点。

图71

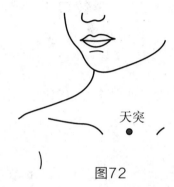

天突：胸骨上窝正中。

图72

5.痰多者，可拍打或空拳叩击丰隆（图73），左右侧穴各360次。

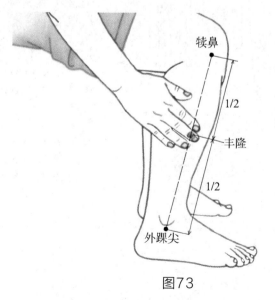

丰隆：在小腿前外侧，犊鼻穴到外踝尖连线的中点处。

图73

用以上方法，每天做2~3次。轻者1~2天，重者3~5天即可愈。

三、牙痛

【病因】牙痛的原因有二：一是肾气不足，二是阳明有火。

肾主骨，牙为骨之余，肾阴不足时，牙易松动，时痛时止。手足阳明有火时，热邪上攻，导致口渴喜饮；胃与大肠，热伤津液，肠道干结相表里，常可伴有便秘。

【拍打按摩处方】

1.点揉内庭（图74），左右侧穴各180圈。用泻法：左脚沿

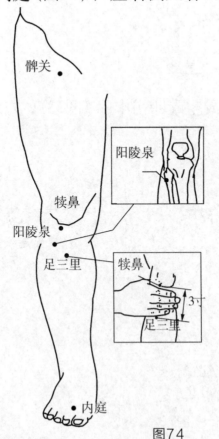

内庭：足背，第2、3趾间缝纹端。

足三里：犊鼻穴下3寸，小腿前嵴外1横指处。

阳陵泉：膝盖外下方，小腿外侧腓骨头前下方凹陷处。

髀关：在大腿前上方股关节处，当髂前上棘与髌底外侧端连线上，平会阴穴处。

图74

顺时针方向，右脚沿逆时针方向。

2.拍打或用空拳叩击足三里（图74）和阳陵泉（图74），每个穴左右侧各360次。

3.拍打或用空拳叩击髀关（图74）和气冲（图64），每个穴左右侧各180次。

4.拍打或用空拳叩击委中（图75），左右侧穴各180次。

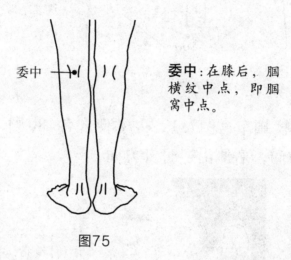

委中：在膝后，腘横纹中点，即腘窝中点。

图75

5.用拇指指腹点揉太溪（图76），左右侧穴各180圈。用补法：左脚沿逆时针方向，右脚沿顺时针方向；指尖向上推亦可。

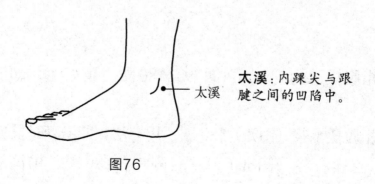

太溪：内踝尖与跟腱之间的凹陷中。

图76

6.用双手中指同时点按中极（图77）3分钟。

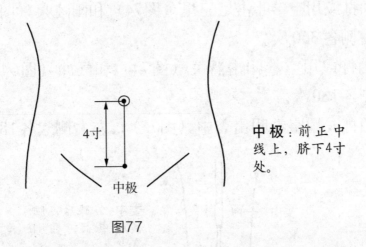

4寸

中极

中极：前正中线上，脐下4寸处。

图77

7.指腹揉颊车（图78），左右侧穴各180圈。用泻法：左侧沿顺时针方向，右侧沿逆时针方向。

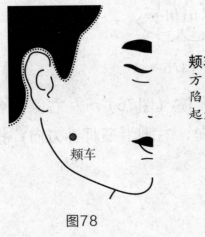

颊车

颊车：在下颌角前上方约1横指，按之凹陷，咬牙时咬肌隆起最高处。

图78

8.指腹揉水沟（人中）（图79）180圈。用泻法，即沿顺时针方向揉。

9.指腹揉承浆（图79）180圈。用补法，即沿顺时针方向揉。

10.点揉合谷（图80），左右侧穴各180圈。用泻法：左手

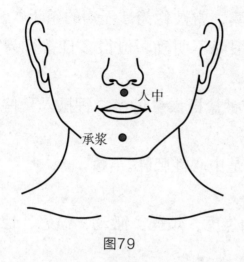

人中：在鼻下，人中沟的上1/3与下2/3交点处。

承浆：在颏唇沟的正中凹陷处。

图79

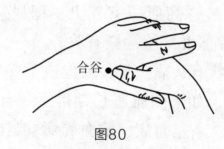

合谷：以一手的拇指指间关节横纹，放在另一手拇、食指之间的指蹼缘上，拇指尖下即是。

图80

沿顺时针方向，右手沿逆时针方向。

　　用以上方法，每天做2～3遍。轻者2～3天即愈，重者5～7天可愈。

四、高血压

　　收缩压（俗称高压）≥140 mmHg和（或）舒张压（俗称低压）≥90 mmHg即为高血压。高血压是常见的慢性病，也是心脑血管病的主要危险因素，常被称为"无声的杀手"。

【病因】高血压的病因尚不明确，但很多日常行为习惯都是导致高血压的危险因素。

1.饮食习惯不合理：钠盐摄入量过多，钾摄入量偏低，暴饮暴食，过食肥甘等。

2.超重和肥胖：尤其是中心性肥胖。

3.过量饮酒与吸烟。

4.长期精神紧张：如焦虑、烦躁、激动、愤怒、惊恐、压抑等。

5.体力活动不足：缺乏体育运动等。

另外，高血压还与年龄、高血压家族史、糖尿病、高血脂，以及噪声或不良视觉刺激和环境污染有关。

【症状】患者的典型症状有头痛头晕、疲倦或不安、胸闷不适、心悸耳鸣、四肢麻木。如果高血压长期得不到有效控制，还可引发冠心病、糖尿病、高脂血症、脑血管病（脑出血、短暂性脑缺血发作），以及记忆理解力下降、痴呆等，甚至危及生命。

【拍打按摩处方】

1.双手拍打或用空拳叩击足三里（图60）和阴陵泉（图81），每个穴左右侧各180次。

2.拍打或空拳叩击曲池（图82），右手拍左臂穴，左手拍在臂穴，左右侧穴各180次。

3.用指腹点揉气户（图83），左右侧穴各180圈。用泻法：左侧沿顺时针方向，右侧沿逆时针方向。

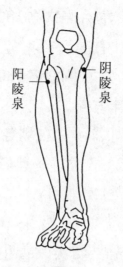

阴陵泉：在小腿内侧，膝前下方凹陷中，与阳陵泉相对。

图81

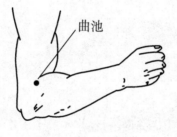

曲池：屈肘成直角，肘横纹外侧端外凹陷中。

图82

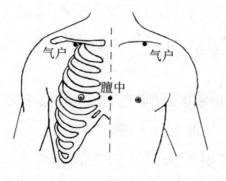

气户：在锁骨下缘，前正中线旁开4寸处。

膻中：前正中线上，两乳头连线的中点。

图83

4.点按太冲（图59），左右侧穴各180圈。用泻法：左侧沿顺时针方向，右侧沿逆时针方向。

5.点揉内庭（图59），左右侧穴各180圈。用泻法：左侧沿顺时针方向，右侧沿逆时针方向。

6.用指腹推足蹑趾的顶端，左右侧各180次。

用以上方法，每天做2～3次。一般轻者5～7天便有成效。血压恢复正常后每天坚持做1次即可。

一旦患上高血压，就要积极采取措施将血压控制在140/90 mmHg以下。首先要切实改善生活方式，做到健康饮食、适当运动、平衡心态、戒烟限酒；同时，在医生指导下，进行正规的药物治疗。

五、低血压

一般认为收缩压（俗称高压）<90 mmHg和（或）舒张压（俗称低压）<60 mmHg即为低血压。有部分人，如体质瘦弱的老年人、女性，血压虽低，但是没有任何自觉症状，也没有缺血和缺氧等异常，也不影响寿命。然而低血压也可能是其他疾病所致，会使人产生不适，导致其他伤害，因此必须引起重视。

【病因】低血压多因体质虚弱、元气不足、胃肠功能低下、长期营养不足、气血两亏引起。

【症状】患者会出现头痛头晕、眼花耳鸣、精神疲倦、四肢无力、记忆思考力减退、注意力不集中，或胸部有压迫感、胸闷心悸，甚至出现昏倒、休克等现象。

【拍打按摩处方】

1.双手拍打或用空拳叩击足三里（图74）和阴陵泉（图81），每个穴左右侧各360次。

2.双手拍打或用空拳叩击血海（图84）和梁丘（图85），每个穴左右侧各360次。

3.用指腹点揉三阴交（图86），左右侧穴各180次。用补法：左侧沿逆时针方向，右侧沿顺时针方向。

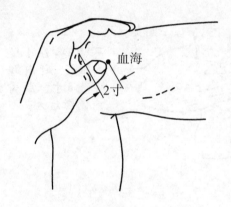

血海:屈膝，在大腿内侧髌骨上缘上2寸处。即取穴者以左手掌心按于右膝髌骨上缘，第2~5指向上伸直，拇指约成45度角斜置，拇指尖下即是。

图84

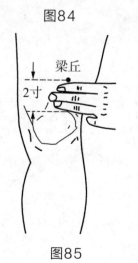

梁丘:髌骨外上缘上2寸处。

图85

4.双手拍打或用空拳叩击腰骶部360次。

5.双手重叠按揉小腹的关元（图69）180圈。用补法：男性左手在内，沿顺时针方向揉；女性右手在内，沿逆时针方向揉。

6.双手重叠按揉膻中（图83）180圈。用补法：男性左手在内，女性右手在内，沿顺时针方向揉。

7.双手重叠，用手掌劳宫对着头顶百会（图87）揉180圈；男性左手在内，女性右手在内，均沿逆时针方向揉。

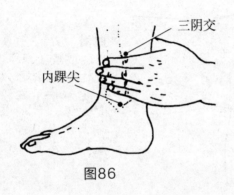

三阴交：在小腿内侧，足内踝尖上3寸，胫骨内侧缘后方。

图86

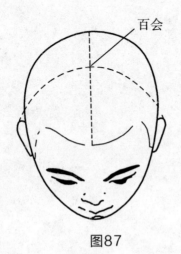

百会：在头部正中线与两耳连线的交点处。

图87

用以上方法，每天做2～3次；每周测量血压，血压正常后，每天坚持做1次即可。

低血压患者不仅要注意运动锻炼，还应从日常生活和饮食起居方面加强养生保健，如充分休息、避免过劳和熬夜、保持规律生活、加强营养等，比服用升血压药来得有效。平时，要注意经常测量血压，发现变化及时调理。血压过低、症状严重时，及时就医。

六、糖尿病

糖尿病是一种慢性代谢性疾病。其主要原因是人体胰腺不能正常产生胰岛素（胰岛素缺乏）或身体不能正常利用胰岛素（胰岛素抵抗），导致血糖高于正常的一种综合征。近年来，随着生活水平的提高，糖尿病的发病率也在逐年上升。中医称之为消渴。

【病因】中医认为，糖尿病的病因主要是素体阴虚，饮食不节，情志失调，劳欲过度。

【症状】患者的典型症状为"三多一少"，即多饮、多食、多尿、身体消瘦。

【拍打按摩处方】

1.双手拍打或用空拳叩击腰骶部和小腹部3分钟或360次。

2.双手搓热后反复搓腰骶部（图88）3分钟，将骶部搓得越热越好。

3.双手拍打或用空拳叩击髀关（图63），左右侧穴各180

次。

4.双手拍打或用空拳叩击伏兔（图89），左右侧穴各180次。

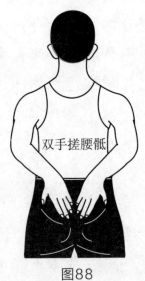

双手搓腰骶

图88

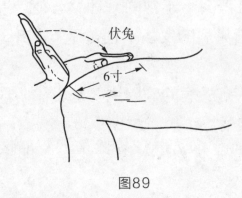

伏兔

6寸

图89

伏兔：髌骨外上缘上6寸处。即正坐，屈膝垂足，取穴者以手掌后第一横纹正中按在膝盖上缘正中处，手指并拢压在大腿上，当中指尖下即是。

5.双手拍打或用空拳叩击梁丘（图85）和血海（图84），每个穴左右侧各180次。

6.双手拍打或用空拳叩击足三里（图60）和阴陵泉（图81），每个穴左右侧各360次。

7.双手对拍小腿内外侧，两腿均拍打360次。

8.用指腹点揉太溪（图76）和三阴交（图86），每个穴左右侧各180圈。用补法：左侧沿逆时针方向，右侧沿顺时针方向。

9.用手心搓脚心，左右脚各180次。

10.双手重叠按揉小腹180圈。用补法；男性左手在内，沿顺时针方向揉；女性右手在内，沿逆时针方向揉。

用以上方法，每天须做2～3次，血糖正常（一般空腹血糖正常值为3.9～6.1毫摩/升）后每天坚持做1次即可。每月测1次血糖，关注血糖变化。

一旦确诊为糖尿病，要在医生指导下应用降糖药或胰岛素使血糖控制在一个稳定值。同时在严格控制饮食的基础上，适当锻炼，保持心情舒畅。

七、腰痛

腰痛属于常见病、多发病。"病人腰痛，医生头痛"，腰痛难治，又容易复发，严重影响着日常的生活质量。

【病因】引起腰痛的原因也较多，在此主要针对腰肌劳损、遭受风寒和肾气虚弱而导致的腰痛。

【症状】患者的主要症状是一侧或两侧腰或腰骶部胀痛、酸痛，常可放射到腿部，反复发作，疼痛可随气候变化或劳累程度而变化，如日间劳累加重，休息后可减轻，时轻时重，腰部活动稍受限，常被迫时时伸腰或以拳头击腰部以缓解疼痛。日积月累，可遗留长期慢性腰背痛。

【拍打按摩处方】

1.拍打或用空拳叩击委中（图75），左右侧穴各360次。

2.拍打或用空拳叩击足三里（图60），左右侧穴各360次。

3.拍打或用空拳叩击髀关（图63），左右侧穴各180次。

4.拍打或用空拳叩击腰骶部360次。

5.双手对搓发热后，反复搓腰骶部（图88）3～5分钟，越热效果越好。

6.用指腹点揉昆仑（图90），左右侧穴各180圈。用补法：左侧沿逆时针方向，右侧沿顺时针方向。

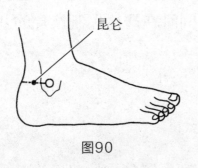

昆仑：外踝尖与跟腱之间的凹陷处。

图90

7.腰椎中间疼时，点压人中（图79）2～3分钟，边点压边体会腰部的反应。

8.腰胯的一侧疼时，点揉疼侧的阳陵泉（图74）、丘墟（图59）和申脉（图91），每个穴左右侧各360圈。全部用泻法：左侧沿顺时针方向，右侧沿逆时针方向。

用以上方法，每天做3次，一般3～5天即可减轻。

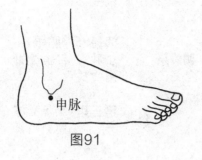

申脉：外踝直下方凹陷处。

图91

八、膝关节炎

膝关节炎是一种常见疾病，多见于中老年人，是引起中老年人腿疼的主要原因。

【病因】膝关节炎一般由膝关节退行性病变、外伤、过度劳累等因素引起。另外，体重过重、不正确的走路姿势、长时间下蹲、膝关节的受凉受寒也是导致膝关节炎的原因。

【症状】患者多表现为膝盖红肿疼痛、上下楼梯痛、坐起立行时膝部酸痛不适等。也会有患者表现肿胀、弹响、积液等，如不及时治疗，则会引起关节畸形、肌肉萎缩等。

【拍打按摩处方】

1.用指腹点揉犊鼻（外膝眼）（图92），左右侧穴各360圈。用泻法：左侧沿顺时针方向，右侧沿逆时针方向。

2.拍打或用空拳叩击足三里（图92）和阴陵泉（图92），每个穴左右侧各360次。

3.拍打或用空拳叩击梁丘（图85）和血海（图84），每个穴左右侧各360次。

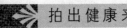

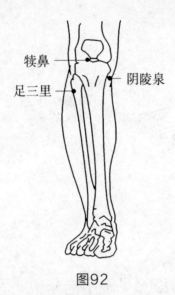

犊鼻 ————

足三里 ————

———— 阴陵泉

犊鼻（外膝眼）：屈膝，在髌骨外侧凹陷中。

足三里：犊鼻穴下3寸，小腿前嵴外1横指处。

阴陵泉：在小腿内侧，膝前下方凹陷中与阳陵泉相对。

图92

4. 拍打或用空拳叩击委中（图75），左右侧穴各360次。

5. 用指腹点揉解溪（图93），左右侧穴各180次。用泻法：左脚沿顺时针方向，右脚沿逆时针方向。

6. 用指腹点揉太溪（图76）和三阴交（图86），每个穴左右侧各180次。用补法：左脚沿逆时针方向，右脚沿顺时针方向。

7. 用指腹点揉气户（图83），左右侧穴各180圈。用泻法：左侧沿顺时针方向，右侧沿逆时针方向。

8. 用指腹点揉头维（图94），左右侧穴各180圈。用泻法：左侧沿顺时针方向，右侧沿逆时针方向。点揉时注意体会膝关节内的反应。

9. 用双手扶膝分别向左、向右各转动7圈，然后下蹲7次。

用以上方法，每天做2次。轻者5~7天见效，重者2~3周即见效。

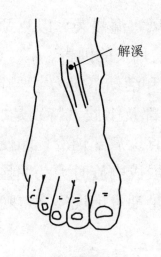

解溪：足背，踝关节横纹中央凹陷处。

图93

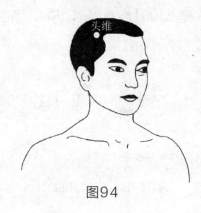

头维：额角发际上0.5寸，头正中线旁开4.5寸处。

图94

九、肩周炎

肩周炎也是一种常见病、多发病，俗称凝肩、五十肩，因好发于50岁年龄者而得名。女性发病率略高于男性，严重影响着人们的日常工作和生活。

【病因】中老年人软组织退行性病变、长期过度活动或活动减少、伏案久坐、肩部外伤、风寒湿侵袭，以及颈椎病等疾病发生的肩部牵涉痛，都是引发肩周炎的因素。

【症状】患者以肩关节疼痛和活动不便为主要症状，肩痛昼轻夜重，逐渐加重，并可向颈部及上肢（特别是肘部）扩散。肩关节周围可触到明显的压痛点。肩部怕冷，即使暑天也不敢吹风。活动受限，以上举、外展或内旋时尤为明显，梳头、穿衣或洗脸都困难。肩周围肌肉早期可出现痉挛，晚期可发生失用性萎缩。

【拍打按摩处方】

1.先用指腹点揉与患肩对称脚的侠溪（图95）、条口（图96），每个穴各360圈。用泻法：左脚沿顺时针方向，右脚沿逆时针方向。

2.双手半握拳，同时叩击左右两侧足三里（图92）和阴陵泉（图92），每个穴各360次。

3.站立，双手同时叩击左右两侧髀关（图63）180次。

4.点揉中脘（图97）180圈。用泻法：沿逆时针方向。

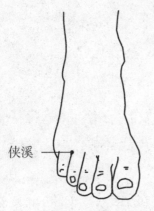

侠溪：足背，第4、5趾间趾蹼缘后方赤白肉际处。

侠溪

图95

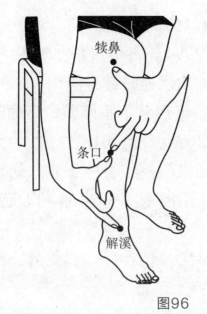

条口：在小腿外
侧，犊鼻穴与解溪
穴连线中点，距小
腿前嵴1横指处。

图96

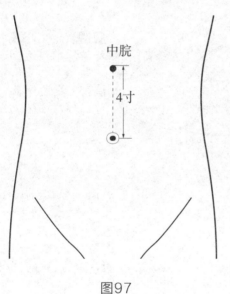

中脘：脐中正上4
寸。

图97

5.点揉患肩侧的气户（图83），左右侧穴各180圈。用泻
法：左肩沿顺时针方向，右肩沿逆时针方向。

6.点揉肩髃和肩髎（图98），每个穴左右侧各180圈。用泻法：左肩沿顺时针方向，右肩沿逆时针方向。

7.点揉中府和天府（图99），每个穴左右侧各180圈。用泻法：左肩沿顺时针方向，右肩沿逆时针方向。

8.在弯腰放松状态下，患肩臂下垂画圈，沿顺时针方向转36圈，再沿逆时针方向转36圈（图100）。

9.每天用患肢抓住单杠或门框，身体下垂，适度牵拉患肩被粘连的肌肉。每次牵拉后用手揉一下肩部，以促进局部血液循环。

用以上方法，每天做3次。轻者1～2周见效，重者3～4周见效。

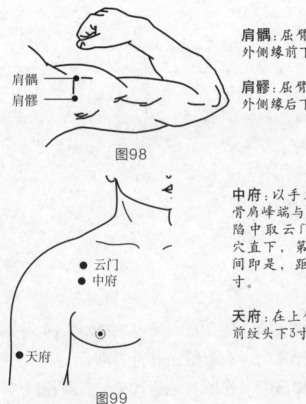

肩髃：屈臂外展，肩峰外侧缘前下方凹陷处。

肩髎：屈臂外展，肩峰外侧缘后下方凹陷处。

图98

中府：以手叉腰，在锁骨肩峰端与肱骨之间凹陷中取云门穴，云门穴直下，第1肋间隙中间即是，距前正中线6寸。

天府：在上臂外侧，腋前纹头下3寸处。

图99

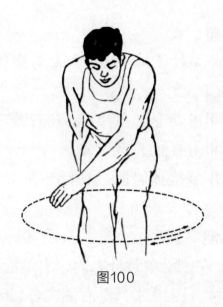

图100

十、颈椎病

颈椎病是一种以椎间盘退行性病理改变为基础的疾病。随着生活方式的改变，长期低头、伏案工作的人群增多，近年来颈椎病的患病率不断上升，且发病年龄有年轻化的趋势，但就诊患者仍以中老年人为主。长时间用笔记本电脑、低头玩手机的人群发病率也高于其他人群。

【病因】颈椎长期劳损、骨质增生或椎间盘突出、韧带增厚，致使颈脊髓、神经根、椎动脉受压，交感神经受到刺激，是引发颈椎病的主要原因。

【症状】患者表现较为复杂，主要有颈背僵硬、疼痛，上肢放射性疼痛、无力，手指发麻，下肢乏力，行走困难，头晕、恶心、呕吐，甚至视物模糊、心动过速及吞咽困难等。

【拍打按摩处方】

1.先搓揉足踇趾，对压痛点进行反复搓揉，每脚搓揉3～5分钟。

2.拍打或用空拳叩击委中（图75），左右侧穴各360次。

3.拍打或用空拳叩击腰骶部360次。

4.手心搓热后，反复搓揉腰骶（图88）3～5分钟，越热效果越好。

5.用指腹点揉风池（图65）、肩井（图101），每个穴左右侧各180圈。用泻法：左侧沿顺时针方向，右侧沿逆时针方向。

6.用指腹点揉天柱（图102），左右侧穴各180圈。用补法：左侧沿逆时针方向，右侧沿顺时针方向。

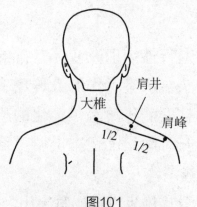

肩井：在肩胛区，第7颈椎棘突与肩峰最外侧连线的中点处。

图101

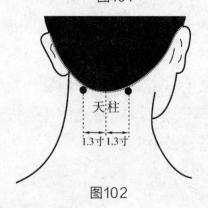

天柱：后发际正中线旁开1.3寸凹陷中。

图102

7.手心搓热后反复搓颈椎3分钟，越热效果越好。

8.用下颌尖前后画圆圈（仙鹤点水）36次。

用以上方法，每天做3次。轻者1～2周见效，重者3～4周见效。

注意：骨结核患者慎用此法。

十一、便秘

便秘为常见的、多发的疾病之一，且大多属于慢性便秘。不管是男性还是女性，大多数人都为便秘而烦恼，长期便秘不仅会感觉不舒服，还会危害整个身体的健康。

【病因】形成便秘的原因主要是不良生活习惯、饮食过于精细、平时不注意运动及不良排便习惯等。肠道受刺激不足而蠕动功能差，肠中大便停留时间过长，使便中水分被大肠吸收，形成硬球而致排出困难。

【症状】患者的主要表现是排便次数减少（每周少于3次，严重者长达2～4周才排便一次）和排便困难（排便时间可达30分钟以上，或每日排便多次，但排出困难，粪便硬结如羊粪状，且量少）。此外，可有腹胀、食欲缺乏等症状。

【拍打按摩处方】

1.拍打或用空拳叩击足三里（图103）和上巨虚（图103），每个穴左右侧各180次。

2.拍打或用空拳叩击梁丘（图85），左右侧穴各360次。

3.拍打或用空拳叩击腰骶部360次。

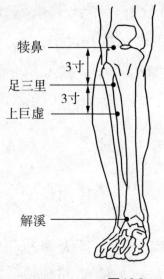

足三里：在小腿外侧，犊鼻穴下3寸，小腿前嵴外1横指处。

上巨虚：在小腿外侧，犊鼻穴下6寸，小腿前嵴外1横指处。

图103

4.用两手中指合并点揉天枢（图104），左右侧穴各180圈。用泻法：左侧沿顺时针方向，右侧沿逆时针方向。用重手法比较累，中间可休息几次。

5.双手重叠，用劳宫（图68）对准肚脐摀3分钟。

用以上方法，每天做2～3次。轻者2～3天见效，重者5～7天见效。

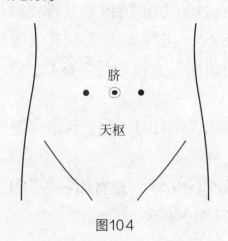

天枢：脐中旁开2寸处。

图104

十二、腹泻

腹泻是一种常见疾病，在此主要针对的是病程在2个月以上的慢性腹泻。长期腹泻，会造成人体营养不良、贫血、维生素缺乏、抵抗力下降及电解质紊乱，危害人体健康。

【病因】引起腹泻的主要原因有消化不良、肠炎、肠蠕动紊乱，以及饮食不节、腰腹受寒等。

【症状】患者主要表现为大便次数增多，便稀或不成形，完谷不化，腹部不适，有时伴黏液、脓血、无里急后重等。

【拍打按摩处方】

1.用手心反复揉脚心，左右脚各180次，越热效果越好。

2.用指腹点揉太溪（图76）和三阴交（图86），每个穴左右侧各180圈。用补法：左侧沿逆时针方向，右侧沿顺时针方向。

3.双手拍打或用空拳叩击足三里（图92）和阴陵泉（图92），每个穴左右侧各360次。

4.用双手中指合并点揉天枢（图104），左右侧穴各180圈。用补法：左侧沿逆时针方向，右侧沿顺时针方向。当两手感觉累时，可稍停1~2分钟再接着做。

5.双手重叠按肚脐揉180圈。用补法：男性左手在内，沿顺时针方向揉；女性右手在内，沿逆时针方向揉。

6.用双手重叠按揉关元（图69）180圈。用补法：男性左手在内，沿顺时针方向揉；女性右手在内，沿逆时针方向揉。

7.双手对搓发热后，反复搓腰骶（图88）3~5分钟，一直将骶部搓热。

用以上方法，每天做2～3次。普通腹泻1～2天即愈，重者3～5天可愈。慢性腹泻者要长期坚持。

十三、腹胀

腹胀是一种常见的消化系统症状，可以是主观感觉腹部胀满，也可以是外观可见腹部膨隆。

【病因】引起腹胀的原因比较多，消化不良、胃肠胀气、心情忧郁、肝气不疏、肝胆湿热、消化道疾病等都会让人感到腹胀。

【症状】患者表现以腹胀不舒为主，常伴有呕吐、腹泻、嗳气等相关的症状。

【拍打按摩处方】

1. 拍打或用空拳叩击足三里（图92）和阴陵泉（图92），每个穴左右侧各180次。

2. 用指腹点揉太溪（图76）和三阴交（图86），每个穴左右侧各180次。用补法：左侧沿逆时针方向，右侧沿顺时针方向；也可用指腹由下向上推。

3. 拍打或用空拳叩击委中（图75），左右侧穴各180次。

4. 拍打或用空拳叩击承山（图105），左右侧穴各180次。

5. 拍打或用空拳叩击梁丘（图85），左右侧穴各180次。

6. 拍打或用空拳叩击髀关（图63），左右侧穴各180次。

7. 用掌根按揉日月和期门（图106），每个穴左右侧各180

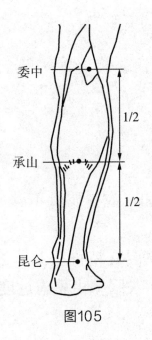

委中

1/2

承山

1/2

昆仑

承山：小腿伸直时，在小腿后侧中部出现人字形的凹陷处，约在委中穴与昆仑穴之间的中点。

图105

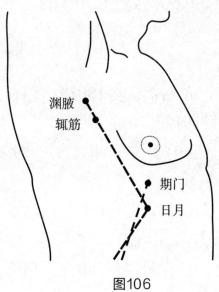

渊腋
辄筋

期门

日月

日月：乳头直下，第7肋间隙处。

期门：乳头直下，第6肋间隙，前正中线旁开4寸处。

图106

圈。用泻法：左侧沿顺时针方向，右侧沿逆时针方向。

8.用双手的中指点按中脘（图97）1～3分钟。

9.用空拳叩击腰骶部360次。

用以上方法，每天做2～3次。轻者2～3天，重者5～7天即可痊愈。

十四、失眠

失眠是指患者对睡眠时间和（或）质量不满足并影响日间社会功能的一种主观体验。

【病因】引起失眠的常见原因有精神压力、社会心理因素及某些慢性疾病等。中医认为，失眠多由思虑过度、饮食不当、脾胃不和及肝胆火旺所致。

【症状】患者的常见症状为入睡难、睡眠质量低、易醒、健忘、日间嗜睡等。

【拍打按摩处方】

1.点揉三阴交（图86），左右侧穴各180圈。用补法：左腿沿逆时针方向，右腿沿顺时针方向。

2.拍打或叩击足三里（图60），左右侧穴各360次。

3.拍打或叩击腰腹部360次。

4.点揉风池（图65），左右侧穴各180次。用泻法：左侧沿顺时针方向，右侧沿逆时针方向。

5.点揉太阳穴（图66），左右侧穴各180次。用泻法：左侧沿顺时针方向，右侧沿逆时针方向。

6.身体直立，两脚分开与肩同宽，震脚后跟180次，每震一次时，体会一下能否震动到后脑勺。

7.睡前用拇指点左右手神门（图107）各3分钟。

8.如果仍不能入睡，不能心急，可练一会儿松字功，其要领是从上至下顺次放松头、颈、胸、腰、胯、大腿、膝关节、小腿、脚。每想到一个部位时，呼气时发出一个"松"字音，用鼻音震动后脑勺。呼气时要均匀细长，以不憋气为原则。如果还睡不着，可以多做两遍。

以上方法，在临睡时做，可重复。长期失眠者，每天坚持做。必要时，可在医生指导下，药物治疗。

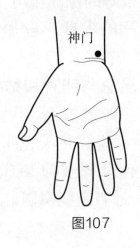

神门：在腕掌侧远端横纹小指侧凹陷中。

图107

十五、脑萎缩

脑萎缩是一种慢性进行性脑病，中老年人常见，发病率较高，给患者的生活造成严重影响。

【病因】脑萎缩是由多因素导致的，最主要的致病因素是脑血管长期慢性缺血。另外，遗传、脑外伤、脑部疾病、烟酒过度、营养不良、煤气中毒，以及脑动脉硬化、缺血、缺氧等均可引起脑实质破坏和神经细胞的萎缩、变形、消失。高血压、血脂异常、脑小动脉硬化是老年性脑萎缩的重要危险因素。

【症状】患者的表现以记忆力减退、情绪不稳、思维能力减退、注意力不能集中，严重时发展为痴呆，终至智力丧失（阿尔茨海默症）为特征。

【拍打按摩处方】

1.对于血液黏稠、血液质量不好的人，应坚持三清五法锻炼（三清：清心、清肠、清血；五法：精神法、音乐法、经络法、饮食法、辅助法），这些方法有很好的保健作用。

2.因长期伏案、低头造成颈椎病的人群，应加强颈部锻炼，改变生活习惯，促进脑部血液供应。

3.脑萎缩患者，每天应坚持坐昆仑与叩首相结合的动作（图108～图111）。民间有言：人一叩就有命（"命"字由"人""一""叩"三字组成）。俗话说：每天九叩首，活到九十九。其中的道理就是：坐昆仑可以刺激脚踝部穴位（解溪、商丘、丘墟、昆仑、太溪），同时刺激腿窝腿肚上的穴位

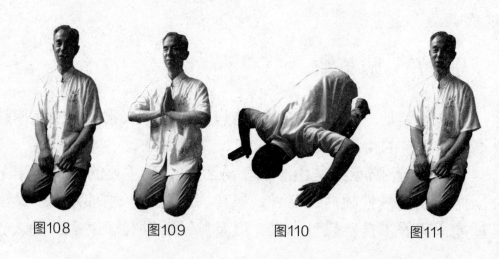

图108　　　　　　图109　　　　　　图110　　　　　　图111

（委中、委阳、合阳、承筋、承山、飞扬），达到上病下治的目的。

4.当人跪姿叩首的时候，臀部提起，头部最低，血液流向头部，使脑供血得到改善。这样做可以逐步激活脑神经细胞。

5.每次九叩首，一天若干遍。老年人动作要缓慢。

附

自制按摩棒

1.材料

（1）木制旧拖把棍，截取 60 厘米长。

（2）自行车旧内胎半条。

（3）1.7 厘米长小铁钉 5 颗。

（4）胶带一卷。

2.制作方法

（1）将 60 厘米长的木棒一端用刀削成圆形，用砂纸或在水泥地上磨光，套上 10 厘米的自行车旧内胎，在内胎的两端钉上小钉子，以防止其脱落，再用胶带包上 1～2 层即可作为把手了。

（2）在木棒的另一端上，用小钉将内胎的一端钉在木棒上，以防其脱落。然后，将内胎用力缠绕在木棒上，每圈重叠缠绕，留出的间隔为 0.5 厘米，当内胎缠到 12 厘米时再返回缠绕两圈，用钉子将末端内胎钉牢。最后，用胶带缠包 1～2 层，即可作为棒头。

3.使用方法

（1）用手拍打不到的部位或用手拍打力度不足时，均可用自制按摩棒相辅。

（2）在按摩臀部穴位时，往往会感到用手指按摩的力度不够。此时，我们可用自制的按摩棒的把手顶端对准臀部穴位或阿是穴；另一端顶在墙上，两腿分开站稳后，稍用力压向棒端，然后用手轻摇把手端，让端尖顶肌肉深处的穴位，边顶边体会局部的感觉。速度和力度以自我感觉良好或能承受为度。做完一侧，再做另一侧。做完后抬抬腿，自我感觉一下效果如何。

（3）用于肩井穴的按摩。此穴较深，力度稍大方可起到通经活络的效果。用自制按摩棒的把手顶端对准肩井穴，另一端可顶在房门的角处，调整好角度，一手握住把手轻轻在穴位处转动，每旋转 20 次停一会儿。停下来时，稍用力顶压木棒，同时体会整个肩部的感觉，是否会产生麻、酸、胀、窜气等现象。每肩做 3 分钟左右即可，做完后将两肩活动一下，颈部也活动一下。

4.治疗范围

（1）点肩井穴可治疗肩周炎、颈椎病、手臂麻木。

（2）点环跳穴可治疗坐骨神经痛、慢性肠炎、盆腔炎、两腿酸软无力。

扫一扫看整套操视频